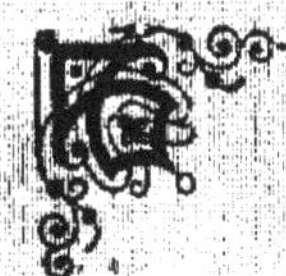
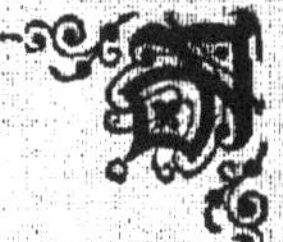

DE L'EMPLOI THÉRAPEUTIQUE

DE

L'EAU D'ALET

DANS

les CONVALESCENCES des fièvres graves et des maladies aiguës en général, les DYSPEPSIES, la MIGRAINE, la CHLOROSE et l'ÉTAT NERVEUX,

AVEC QUELQUES CONSIDÉRATIONS THÉORIQUES ET PRATIQUES SUR CES DIVERSES AFFECTIONS,

PAR

M. le Dr Edouard FOURNIER,

Médecin-inspecteur de la Société des jeunes apprentis de la ville de Paris

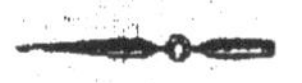

PARIS,

A L'ADMINISTRATION CENTRALE DE L'EAU D'ALET,

37, rue Neuve-des-Bons-Enfants,

ET CHEZ L'AUTEUR, 2, RUE JOCQUELET.

1859

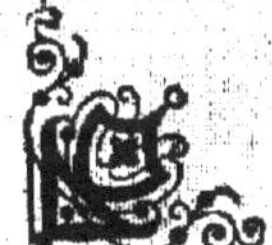
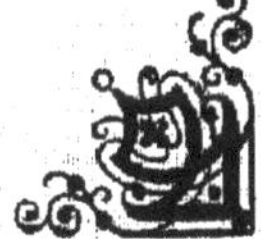

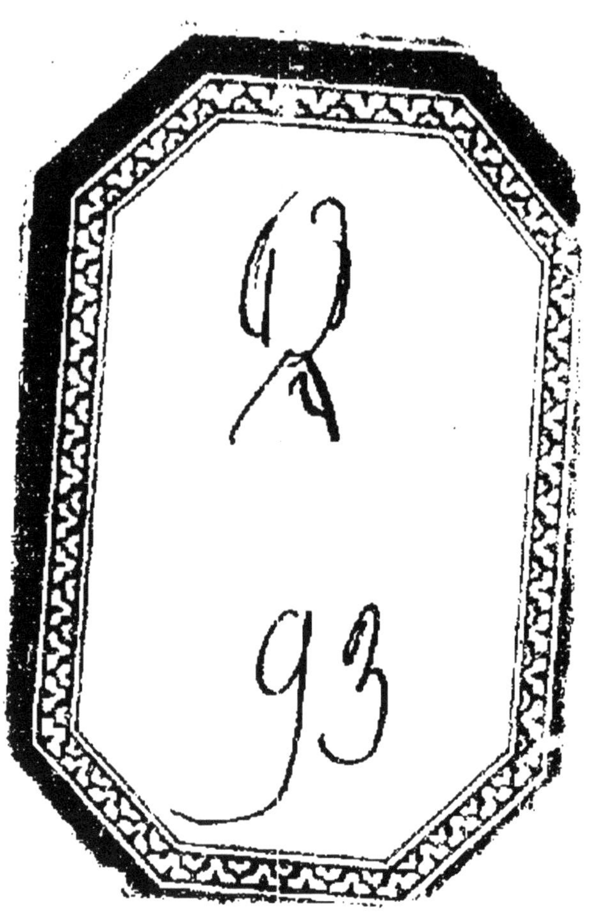

DE L'EMPLOI THÉRAPEUTIQUE

DE

L'EAU D'ALET

DANS

les CONVALESCENCES des fièvres graves et des maladies aiguës en général, les DYSPEPSIES, la MIGRAINE, la CHLOROSE et l'ÉTAT NERVEUX,

AVEC QUELQUES CONSIDÉRATIONS THÉORIQUES ET PRATIQUES SUR CES DIVERSES AFFECTIONS,

PAR

M. le Dr Edouard FOURNIER,

Médecin-inspecteur de la Société des jeunes apprentis de la ville de Paris

PARIS,

A L'ADMINISTRATION CENTRALE DE L'EAU D'ALET,

37, rue Neuve-des-Bons-Enfants,

ET CHEZ L'AUTEUR, 2, RUE JOCQUELET.

1859

DE

L'EMPLOI THÉRAPEUTIQUE

DE L'EAU D'ALET

INTRODUCTION.

L'emploi thérapeutique des eaux minérales a été dans tous les temps un des agents les plus puissants et les plus salutaires que les hommes aient employés dans le traitement des maladies.

Dans l'antiquité cependant, les médecins négligèrent beaucoup leur étude, et la raison en est simple si l'on considère la difficulté et la lenteur des communications qui ne permettaient pas au médecin et au malade d'aller chercher au loin, l'un la science, l'autre sa guérison. La tradition et l'expérience suffisaient alors pour instruire les populations sur les effets thérapeutiques des eaux du voisinage.

Les Romains furent, parmi les peuples de l'antiquité, ceux qui généralisèrent le plus l'emploi des eaux minérales. Chaque source était pour eux le motif d'une nouvelle station, et de nos jours l'on ne reconnaît bien souvent les pas de ce peuple géant qu'aux établissements thermaux que le temps et la main des barbares ont respectés.

Lorsque le christianisme naissant vint régénérer le monde, sa pudeur juvénile s'émût de cette pratique si répandue du paganisme, et, voyant une occasion de licence dans ces lieux où chacun venait en public demander la guérison de ses maux ou la conservation de sa santé, il frappa de son anathème la fréquentation des eaux thermales. D'ailleurs, tous les thermes étaient consacrés à une des divinités payennes, et il fallait détruire les temples et les dieux payens.

Cependant ce n'est pas à lui seul qu'il faut attribuer le fâcheux discrédit dans lequel les eaux thermales restèrent plongées pendant une si longue période d'années; la grande invasion des barbares leur porta un coup bien plus funeste.

Dans le moyen âge, cet âge de fer de la médecine, selon l'énergique expression de Rasori, l'étude des eaux fut complétement négligée par les médecins; trop occupés à dévorer l'immense héritage de drogues que la fécondité de Galien leur avait laissé, ils oublièrent les ressources simples et efficaces que la nature leur offrait en si grande abondance, préférant composer, à l'instar de leur maître, des élixirs, des quintescences peu propres à guérir les malades; on doit toutefois à ces essais la création de la chimie. Cette science qui, dans son orgueil d'enfant précoce, voulût un instant dominer celle qui lui avait donné le jour, est aujourd'hui renfermée dans ses limites naturelles et, avec une reconnaissance toute filiale, elle paie un juste tribut à la médecine par les nombreuses découvertes dont elle l'enrichit tous les jours.

Il ne faut pas croire cependant que les thermes fussent abandonnés : les baladins, les farceurs de la province s'y donnaient rendez-vous et disputaient aux fées et aux sorcières la domination de ces lieux. En souvenir des orgies dont ils étaient alors le théâtre, quelques sources ont reçu des noms très-caractéristiques. C'était une nouvelle raison pour en éloigner les hommes sérieux, les malades et les médecins.

A une époque plus rapprochée de nous, vers le milieu du seizième siècle, les eaux minérales commencent à se relever de ce fâcheux discrédit. C'est la main de la royauté qui se charge de laver la boue dont elles sont salies. Déjà depuis longtemps les eaux des Pyrénées avaient attiré l'attention des souverains du Béarn ; mais c'est à la sœur de François Ier, la Marguerite des marguerites, comme ce prince aimait tant à la nommer, qu'elles ont dû la vogue dont elles ne tardèrent pas à être l'objet.

Henri IV fréquenta beaucoup les eaux de son pays natal, et les reproches qu'elles lui valurent de la part de Marguerite de France son épouse, ne furent peut-être que trop mérités. Louis XIII, Louis XIV, pour ne parler que des rois, honorèrent les mêmes eaux de leur présence. Louis XV fit plus que ses prédécesseurs ; il fonda à Barèges un établissement pour les militaires et, dès lors, avec le concours de quelques médecins célèbres, tels que : Bordeu, Chirac, Helvétius, Lassagne, Raulin, les eaux minérales recouvrèrent tout le lustre qu'elles avaient perdu depuis les Romains.

Aujourd'hui le gouvernement, secondé par des médecins laborieux, continue de couvrir de son patronage l'emploi de ces puissants agens de la thérapeutique, qui ne furent jamais l'objet de recherches et d'observations plus nombreuses.

Il ne leur manquait qu'une chose : c'était d'être à la portée de tous les maux, de toutes les bourses. Il appartenait à notre siècle de résoudre ce difficile problème ; la science, appliquée aux arts et à l'industrie, en rapprochant les distances, en facilitant les communications a vulgarisé pour ainsi dire l'emploi des eaux minérales et a fait participer à leurs bienfaits toutes les classes de la société.

Non-seulement on a toute facilité pour se transporter aux établissements thermaux aux époques de la saison, mais encore dans toutes les parties de la France on peut se procurer aisément, et sans des frais excessifs, toute espèce d'eaux minérales pour être prises en boisson.

C'est une ressource précieuse qui permet de continuer un traitement commencé dans les établissements, ou bien encore de guérir, loin des sources, certaines affections rebelles au traitement pharmaceutique et qui cèdent facilement à ces moyens si simples préparés par les mains de la nature; car il faut le dire, les officines de la nature ont des secrets que l'analyse chimique n'a pas encore découverts et qu'elle ne découvrira peut-être jamais.

La facilité des communications permettant donc de mettre à la portée de tout le monde les richesses thérapeutiques que certains pays privilégiés possèdent en abondance dans leurs sources nombreuses, il ne s'agit plus que d'indiquer au médecin et au malade les diverses applications que l'on peut faire de ces eaux prises en boisson, dans le traitement des maladies. Car non-seulement chaque groupe d'eaux minérales possède des propriétés que l'analyse chimique peut faire soupçonner ; mais encore chacune des sources renfermée dans un même groupe, comme le dit fort bien M. Durand-Fardel dans son *Traité sur les eaux minérales*, offre en général une série plus ou moins étendue d'applications qui lui est propre, spéciale et qui l'indique d'une manière particulière sous un certain ordre d'états pathologiques. Bien plus, malgré que chaque source ait une spécificité d'action qui la distingue de toutes les autres, cette spécificité n'exclut pas certaines applications variées à d'autres états pathologiques. Car il en est des eaux comme de certains remèdes énergiques que l'on peut employer avec un égal succès dans des maladies bien différentes par leur nature. Cela prouve que la plupart des maladies sont et ne peuvent être guéries que par un nombre très-limité de méthodes de traitement; mais aussi que les agents de chaque méthode doi vent varier à l'infini pour répondre aux modifications qu'amènent dans l'organisme, les âges, les tempéraments, les idiosyncrasies, l'intensité des causes, etc.

Ainsi donc, sans prétendre que chaque source est une panacée universelle, il faut rechercher dans chacune d'elles sa spécificité d'action et étendre ensuite son application à une série d'états morbides dans lesquels l'expérience aura prouvé que son emploi est d'un avantage incontestable.

Tels sont les principes et le programme qui vont nous guider dans l'exposition de l'emploi des eaux d'Alet.

En vertu de leur composition chimique, les eaux d'Alet ont été classées tantôt parmi les eaux thermales bicarbonatées calcaires (Durand-Fardel), tantôt parmi les eaux thermales acidulées calcaires (Annuaire). La présence des bicarbonates alcalins et celle de l'acide carbonique dans ces eaux justifient en effet, chacune de ces classifications. Mais à côté de ces principes minéralisateurs nous en trouvons d'autres non moins importants, tels que : la soude, la magnésie et le phosphate de chaux qu'une analyse récente faite par une commission nommée par l'Académie impériale de médecine, vient de découvrir en assez grande abondance pour qu'on puisse espérer doter ces eaux de nouvelles applications thérapeutiques (1).

L'analyse clinique qui est la plus importante, nous apprend qu'elles ont :

1° Une action élective sur la muqueuse gastro-intestinale ;

(1) D'après l'analyse faite par M. O'Henry, les sources d'Alet donnent les proportions suivantes :

287 parties de bi-carbonate de chaux et de magnésie ;
068 — de sulfate anhydres de chaux, de soude et de magnésie ;
052 — de chlorure de sodium et de sel de potasse ;
080 — de phosphate soluble et insoluble, d'acide silicique et d'alumine ;
040 — de matière organique et d'indices de fer.

Dans un second rapport, l'Académie impériale de médecine déclare que l'existence de phosphates dans les sources d'Alet ne fait pour elle aucun doute et que sa présence y est très-manifeste.

2° Une action éminemment sédative sur le système nerveux ;

Ces deux propriétés générales nous ont permis de les employer avec un succès sanctionné par l'expérience de tous les jours : 1° dans la convalescence des maladies aiguës; 2° dans les dyspepsies; 3° dans la migraine; 4° dans la chlorose ; 5° dans l'état nerveux.

C'est d'après les observations recueillies par l'inspecteur de l'établissement thermal, M. le docteur Fournier, et d'après celles que nous avons recueillies nous-même à Paris, que nous allons développer les indications de l'emploi thérapeutique des eaux d'Alet dans les maladies énoncées ci-dessus.

CONVALESCENCE

DES

FIÈVRES GRAVES ET DES MALADIES AIGUES EN GÉNÉRAL.

Jusqu'à présent l'on n'avait opposé aux fièvres graves, aux maladies aiguës en général, que les ressources de la pharmacie proprement dite; car on ne peut pas considérer les quelques essais que l'on a tentés dans certains établissements, comme des méthodes de traitement acquises à la science. Bordeu, cependant, est très-explicite quand il nous assure avoir obtenu d'excellents résultats par les eaux des Pyrénées, dans les maladies aiguës et très-aiguës, dit-il; mais là se bornent à peu près tous les détails qu'il nous donne à ce sujet.

Quant à nous, convaincu que ces eaux peuvent avoir une grande utilité dans cette classe de maladies, nous avons commencé une série d'observations, principalement sur les fièvres typhoïdes, que nous publierons s'il y a lieu ; pour le moment, nous devons nous borner à constater leur efficacité dans les convalescences de ces mêmes maladies.

Sans nous préoccuper si, comme le disait Sydenham, la fièvre est un mouvement de la nature se sentant attaquée ; une réaction accidentelle de l'organisme contre une cause de trouble, comme le disait Reil ; ou un symptôme, comme on l'a dit depuis ces grands maîtres, nous allons examiner l'état de l'organisme au moment où la fièvre a joué son rôle.

Lorsque, sur le déclin d'une maladie grave, on voit le malade, le sourire sur les lèvres, demander des aliments, selon toute probabilité la fièvre a disparu ; mais si l'on passe à un examen plus approfondi et que l'on trouve les divers systèmes organiques dans un bon état, l'on déclare une bonne convalescence, une convalescence franche. Il ne reste plus qu'à relever les forces du malade. Mais que d'obstacles à vaincre, que d'écueils à éviter ! Ici le médecin se trouve sans cesse, durant cette période, entre deux extrêmes très-rapprochés : un pas de trop en avant lui en fait perdre dix, et il en perd bien plus si, trop timide, il n'avance pas assez.

Nous nous sommes toujours bien trouvé d'administrer dès les premiers jours, même dans la convalescence la plus franche, une bouteille d'eau saline d'Alet par vingt-quatre heures. Cette eau, légèrement laxative, débarrasse le tube digestif et le dispose à recevoir sans secousse les premières cuillerées de bouillon. Les jours suivants, l'eau doit être prise sous forme de tisane vineuse dans l'intervalle et pendant les repas. Nous avons remarqué que les convalescences ainsi aidées se terminent beaucoup plus vite; les aliments, digérés avec facilité, réparent promptement l'organisme, et le malade arrive à la guérison sans avoir été arrêté un instant dans sa marche.

Mais qu'il y a loin de cette convalescence prompte et facile, à celles plus nombreuses dont nous sommes tous les jours témoins! Que de fois ne voit-on pas des malheureux échappés, pour ainsi dire, aux atteintes d'un mal terrible, succomber aux traces profondes qu'il a laissées après lui.

Ces convalescences difficiles se rencontrent principalement à la suite des fièvres graves, à la suite de ces affections dont les désordres ont porté principalement sur les organes de la digestion. Ces organes, à peine rétablis d'une lésion qui a modifié, sinon détruit, une partie de leur trame organique, sont lents à reprendre leurs fonctions. Aussi le médecin se trouve-t-il dans un cruel embarras lorsqu'il entend la voix de l'organisme lui demander des aliments, et qu'un peu de fièvre, un peu de chaleur à la peau, un léger dévoiement, lui disent que les sucs réparateurs qu'il voudrait envoyer aux organes affaiblis seront détournés de leur destination, et rejetés par la faiblesse et l'impuissance de celui d'entre eux qui est chargé de les leur transmettre.

Ce sujet important auquel le père de la médecine a consacré un chapitre spécial (*De victûs ratione in acutis*), a toujours été l'objet d'une sollicitude particulière de la part des grands maîtres de l'art. Après Hippocrate, Gallien nous donne quelques préceptes qui ne sont pas sans intérêt ; personne n'ignore l'histoire de ce fébricitant auprès duquel Sydenham fut appelé, et qui fut guéri de sa fièvre par quelques gouttes de vin et le pot au feu ; enfin, de nos jours, M. le professeur Trousseau a posé là-dessus des principes qui s'éloignent un peu de la routine timide de ses devanciers, mais qui ont pour eux la sanction de l'expérience. Malheureusement dans cette question, les principes, les bons préceptes ne suffisent pas ; tout le monde n'a pas la sagacité du savant professeur, et l'occasion n'attend pas.

Mais revenons à notre intestin encore tout meurtri de ses blessures et incapable de reprendre franchement ses fonctions. Hippocrate, dans les cas semblables, commençait par administrer un purgatif, et après l'effet du purgatif seulement il donnait la décoction entière (espèce de purée faite avec de l'orge et qui constituait la tisane numéro 3, ou la plus substantielle). Cette conduite, à laquelle il avait été amené par une simple imitation de la nature, est justifiée tous les jours par les succès qui en résultent. Du reste, nous pouvons le dire en passant sans trop nous écarter de notre sujet : Hippocrate, malgré ses théories fausses, erronées, ses connaissances presque nulles en anatomie et en physiologie, sera toujours utile et d'un bon conseil à celui qui est jaloux d'exercer son art avec succès, parce que son livre est frappé au coin de la bonne observation et de la vraie expérience. Au lieu de dénaturer les faits pour les adapter à des théories, à des idées préconçues, comme l'ont fait beaucoup de ses successeurs, il a laissé au contraire les faits tels qu'ils étaient, et il les a bien vus ; en cherchant à imiter les mouvements de la nature, il est arrivé à une thérapeutique saine et efficace, et il a bâti ou complété sa doctrine médicale sur les résultats de sa pratique, et d'après les connaissances physiologiques de son temps. Ses théories, d'ailleurs, cesseront de paraître ridicules si, avec un peu de complaisance et de bonne foi, on prend la peine de les comparer et de les accommoder avec les idées reçues aujourd'hui.

Hippocrate était donc dans l'habitude de chasser au dehors les produits de la coction par le moyen d'un urgatif, et il alimentait immédiatement après. Cette conduite, que nous avons imitée bien des fois, ne saurait être cependant recommandée d'une manière générale, et, il faut l'avouer, elle aurait des inconvénients très-graves dans un grand nombre de cas. Lorsqu'au déclin de ces maladies, il persiste encore un peu de fièvre, que les forces sont prostrées à un suprême degré, que les actions végétatives sont impuissantes ou épuisées, lorsqu'il existe, en un mot, une de ces conditions qui étaient, pour M. Chomel, une contre indication formelle de l'emploi des toniques radicaux, l'administration de l'eau d'Alet donne des résultats vraiment surprenants. Cela tient probablement à ce que l'état adynamique se trouve encore accompagné d'un état inflammatoire mal éteint. Ces eaux, par leur action tempérante, ou pour ne rien préjuger, leur action élective sur la muqueuse digestive, ont pour résultat de modérer la fièvre, de tempérer la chaleur perfide de la peau, et de permettre, sans inconvénient, les quelques cuillerées de bouillon que l'on s'empresse de donner.

Parmi nos observations, nous trouvons celle d'un enfant de neuf ans qui avait été atteint d'une fièvre typhoïde assez grave pour le tenir dans un état alarmant pendant vingt-huit jours. La convalescence s'était cependant présentée d'une manière si franche que nous ne jugeâmes pas nécessaire de lui donner de l'eau d'Alet. Nous le tenions au bouillon de veau lorsque la fièvre reparut, et avec elle un peu de somnolence et sécheresse de la bouche. Autant qu'un médecin peut l'assurer dans ces circonstances, nous pouvons dire que l'enfant n'avait pris que du bouillon. Il n'était pas allé du ventre depuis deux jours. Le bouillon fut remplacé par une bouteille d'eau saline. Le soir la fièvre avait diminué, il y eut une selle louable dans la nuit, et le lendemain le malade était dans les meilleures conditions possibles. Dès-lors il fit un usage habituel de l'eau d'Alet, et aucun accident n'est venu entraver la marche de sa convalescence.

Quand il existe un peu de dévoiement, ce qui est assez commun, et que ce dévoiement dure depuis quelques jours, on se trouvera bien d'ordonner un lavement le matin et l'autre le soir avec l'eau saline dégourdie; ce qui n'empêchera pas de la faire prendre en boisson pendant ce temps-là.

Voici, en résumé, quelle est notre manière d'agir :

Si, comme nous l'avons dit plus haut, sur le déclin d'une fièvre grave nous remarquons un mouvement fébrile que nous ne confondons pas avec la fièvre nerveuse de réparation, une chaleur de la peau significative, nous donnons à prendre dans la journée une bouteille d'eau saline; pour les enfants, c'est une demibouteille. Le lendemain, nous continuons l'usage de l'eau, mais alternativement avec quelques cuillerées de bouillon, et généralement nous avons pu constater dès ce moment une régularité dans l'action des fonctions digestives qui ne laisse rien à désirer.

Ce que nous venons de dire au sujet des fièvres graves peut s'appliquer également aux convalescences des fièvres exenthématiques, des inflammations, de toutes les maladies, en un mot, où l'on a besoin de réparer promptement l'organisme, tout en ménageant la susceptibilité des organes de la digestion, qui, par leur inaction prolongée ou par leurs nombreuses sympathies, participent toujours à la souffrance des autres organes.

DYSPEPSIES.

Cullen, considérant que tous les troubles qui surviennent pendant la digestion peuvent se rencontrer sur une même personne et qu'ils peuvent par conséquent être considérés comme provenant d'une seule et même cause prochaine, les a réunis, groupés ensemble, et leur a imposé le nom de *dyspepsies*.

M. Chomel a, lui aussi, décrit sous ce nom tous les troubles digestifs qui, ne se rattachant à aucune maladie appréciable, sont le résultat de causes généralement manifestes, agissant sur les voies digestives.

C'est d'après cette définition, empruntée à l'auteur du *Traité sur les dyspepsies,* que nous allons exposer succinctement les manifestations si diverses qui caractérisent ces affections.

Troubles de la fonction. — Depuis la simple difficulté, la lenteur de la digestion, jusqu'au rejet des substances alimentaires, nous trouvons dans la dyspepsie tous les degrés de trouble que l'on peut constater pendant l'accomplissement de la digestion. Mais ces phénomènes diffèrent selon que le mal a son siége dans l'estomac ou dans les intestins, le moment de leur apparition surtout est bien loin d'être le même dans les deux cas. On sait, en effet, que la digestion des aliments attaquables par les sucs de l'estomac se fait généralement en trois ou quatre heures. — Cette durée, variable selon les individus, est quelquefois de six heures. — Par conséquent, ceux qui sont atteints d'une dyspepsie intestinale ne commencent à éprouver leurs souffrances que lorsque les aliments digérés par l'estomac pénètrent dans l'intestin.

Dans la dyspepsie stomacale nous trouvons au premier degré une lenteur inaccoutumée, lenteur maladive qui s'accompagne d'un peu de gêne, d'un sentiment de plénitude à la région épigastrique. — Dans un degré plus avancé, le sentiment de gêne devient une véritable douleur qui s'accompagne de malaise, de chaleur à la peau jusqu'à ce que la digestion soit finie.

Chez certaines personnes on constate un développement de gaz dans l'estomac qui donne lieu à certains bruits intérieurs, d'autant plus désagréables qu'ils se font entendre au dehors et qui exigent souvent l'élargissement des liens qui entourent la région épigastrique : c'est la dyspepsie flatulente.

Chez d'autres, ce sont des renvois de mucosités acides, de parcelles de substances alimentaires, aigres, non encore transformées. Quelquefois il y a une véritable rumination, et, enfin, dans des cas rares, on voit le vomissement rejeter toute la masse alimentaire imprégnée de suc gastrique, mais n'ayant subi qu'une transformation imparfaite.

Il est évident que les digestions qui s'accomplissent dans les conditions dont nous venons de parler, ne peuvent transmettre aux intestins qu'un chyme mal élaboré, aussi les évacuations alvines sont-elles le plus souvent modifiées; on constate, en effet, tantôt de la diarrhée et le plus souvent de la constipation.

Si nous examinons ce qui se passe dans les dyspepsies intestinales, nous trouvons comme principal caractère, la douleur. Elle se fait sentir lorsque, après avoir été soumis à la première épreuve digestive, les aliments quittent l'estomac pour passer dans les intestins. Elle se présente sous forme de coliques plus ou moins intenses; ce sont des picotements, des crampes, des tortillements quelquefois si douloureux que l'on peut voir sur la physionomie du malade un changement subit et profond. Chez certains malades, l'abdomen se trouve tout bosselé, et si ces tumeurs mobiles formées par des soulèvements et des contractions des anses intestinales ne disparaissaient pas après l'accès, on pourrait croire à des tumeurs solides.

Les borborygmes sont très fréquents dans cette forme de la dyspepsie, et l'accès se termine alors par l'expulsion d'une grande quantité de vents.

Comme dans la dyspepsie stomacale, il y a tantôt diarrhée, tantôt constipation ; mais selon M. Chomel, et aussi d'après notre observation personnelle, quand le mal est borné aux petits intestins, il y a plutôt constipation ; les excréments, sous forme de petites boules, occupent diverses parties du tube intestinal et sont expulsés avec une grande difficulté.

Il y a à noter dans cette espèce de dyspepsie que les accès ne reviennent pas toujours régulièrement après chaque repas comme dans la dyspepsie stomacale; et cela est très heureux, car la vie serait alors un douloureux martyre.

Phénomènes sympathiques. — Nous avons rassemblé, dans un chapitre spécial, ces phénomènes, compagnons inséparables des dyspepsies, parce qu'ils sont communs à la forme stomacale et à la forme intestinale, et que nous ne serons pas ainsi entraînés dans des répétitions.

Bien souvent ces phénomènes sont assez prononcés,

malgré que les troubles de la digestion attirent à peine l'attention des malades. — Il n'est pas rare, en effet, de rencontrer des personnes qui ont des éblouissements passagers, des céphalalgies légères avec perte plus ou moins complète de l'appétit et qui attribuent ces incommodités à toute autre cause qu'au travail de la digestion. Ceci ne doit pas nous étonner cependant, si nous réfléchissons qu'un des caractères principaux des fonctions nutritives est le silence le plus parfait. Le cerveau, considéré ici comme étant le siége du sens intime, n'a pas à s'occuper de notre machine dont les rouages, soumis à l'impulsion qui leur a été donnée, n'ont qu'à fonctionner sans donner aucun signe de leur action. Mais viennent-ils à rencontrer quelque obstacle, sont-ils le siége de quelque trouble, de quelque dérangement? Incapables de le témoigner aussitôt par le cri de la souffrance, plus spécialement destiné aux organes de la vie de relation, ils restent fidèles au rôle qui leur est dévolu ; et ce n'est que lorsqu'une nutrition viciée ou imparfaite a réveillé la sensibilité de la vie de relation que le cerveau commence à s'occuper de notre corps, c'est alors que l'homme dit : je suis malade.

Les troubles de la circulation sont assez fréquents dans les dyspepsies, et cela doit être puisque nous voyons la digestion normale produire elle-même des phénomènes qui, pour être physiologiques, n'en sont pas moins le commencement ou les diminutifs des troubles que nous observons dans les digestions difficiles. C'est ainsi que certaines personnes sont prises, après le repas, d'un véritable accès de fièvre, exagération de la fièvre de digestion ; la peau dans ces cas-là est chaude, sèche, moins souvent froide. D'autres ont des palpitations qui en imposent souvent pour des maladies du cœur ou autres affections, et dont le remède est cependant bien simple.

Les baillements, l'oppression indiquent que les organes de la respiration subissent aussi l'influence d'une mauvaise digestion.

Les sens sont le siége de certaines anomalies, de certaines aberrations, telles que affaiblissement de la vue, éblouissements, hallucinations, perte momentanée de l'ouïe, bourdonnements dans les oreilles, affaiblissement considérable de la voix.

Les fonctions génératrices perdent de leur énergie, et l'on voit tous les jours des malheureux qui, voulant remédier à cet inconvénient par une nourriture plus succulente, aggravent entièrement leur mal et viennent demander les secours de l'art dans une impuissance complète.

Mais de tous les appareils, le système nerveux est celui qui manifeste le plus sa souffrance par les mille voix dont il dispose. Beaucoup de personnes éprouvent, après le repas, de la céphalalgie, de la somnolence ; le moindre travail intellectuel les fatigue, les accable; elles ne sont plus aptes à la conversation et les personnes qui les entourent peuvent remarquer une modification notable dans leur caractère. Si un bon repas redouble les forces physiques de l'homme qui se porte bien, chez les dyspeptiques, au contraire, il enraie toute activité physique, et plonge le corps et l'esprit dans l'accablement et l'inaction. Les nuits se passent dans l'insomnie, ou bien le sommeil est lourd, traversé par des cauchemars épouvantables, et, le lendemain, ses forces sont prostrées comme après une longue fatigue.

Nous ne pouvons pas terminer cette exposition succincte des manifestations de la dyspepsie, sans dire un mot des conséquences fâcheuses que cette maladie prolongée peut amener dans l'état moral des individus.

Il est d'une observation vulgaire que la manière dont se fait la digestion à l'état normal influe puissamment sur le caractère et les idées des hommes; l'histoire, les biographies fourmillent d'anecdotes plus ou moins plaisantes à ce sujet. Brillat-Savarin, avec une finesse d'esprit et un talent d'observation vraiment remarquables, a bien saisi ces différentes nuances de caractère que la digestion établit entre les hommes. Dans un livre dont nous ne saurions trop recommander la lecture aussi bien à ceux qui mangent pour vivre qu'à ceux qui vivent pour manger, il a su mettre à la portée de tout le monde des observations pleines de finesse et de clarté sur le sujet qui nous occupe (1) : « La manière habituelle, dit-il, dont la digestion se fait, et surtout se termine, nous rend habituellement tristes, gais, taciturnes, parleurs, moroses ou mélancoliques, sans que nous nous en doutions, et surtout sans que nous puissions nous y refuser. »

Si la digestion a une influence marquée sur le moral des individus qui se portent bien, cette influence doit être bien plus grande quand la digestion elle-même se trouve dérangée ; c'est ce qui arrive.

Nous avons dit plus haut que l'on remarque souvent chez les dyspeptiques un changement d'humeur pendant la digestion. Ce changement, dont ils n'ont pas d'abord eux-mêmes le sentiment, parce que les phénomènes douloureux ne sont pas d'abord très-sensibles, finit cependant par appeler leur attention. Ils s'aperçoivent qu'ils ne sont plus aussi aptes aux mêmes choses que précédemment ; les fonctions digestives, dont le caractère physiologique est de s'accomplir en silence, manifestent leur action par une sensibilité qui n'est pas encore la douleur, mais qui suffit pour concentrer sur elles l'esprit du malade. Cette concentration, d'abord

(1) *Physiologie du goût*, page 183.

intermittente comme les accès, devient peu à peu habituelle; le malade s'observe, interprète tous les bruits intérieurs, le moindre changement l'occupe, l'effraie; le monde extérieur ne l'intéresse plus que tout autant qu'il s'occupe de lui; en un mot, le système nerveux de la vie de relation est distrait de ses fonctions pour remplir le rôle de surveillant des actes de la vie végétative.

On devine déjà à ces caractères que nous voulons parler de l'hypocondrie. L'hypocondrie, en effet, est la conséquence des dyspepsies prolongées. Mais hâtons-nous de le dire, tous les dyspeptiques n'y sont pas sujets, et l'intensité du mal n'est pas même une présomption. Une disposition tempéramentale nous a paru être une condition indispensable; car nous avons vu les dyspepsies les plus longues, les plus opiniâtres et les plus intenses n'être suivies que d'un peu d'abattement chez certains sujets, tandis qu'une dyspepsie légère, peu douloureuse et partant peu appréciable pour le malade, suffisait, au bout d'un certain temps, par le plonger dans l'hypocondrie la plus noire. Cette fâcheuse disposition appartient aux tempéraments secs, nerveux, à la fibre mobile, et bien plus encore aux tempéraments bilieux.

Si nous écrivions un ouvrage de pathologie ce serait le moment d'exposer les causes d'un mal si pénible dans ses manifestations, si fâcheux dans ses conséquences; mais ni le plan, ni le but de ce travail ne comportent une pareille extension, et si nous avons developpé avec quelques détails l'exposition des symptômes, ce n'est que pour avoir la facilité de bien spécifier les cas dans lesquels l'eau d'Alet nous a paru être salutaire.

Traitement. — On comprend que ce n'est pas à un appareil symptomatique si varié que nous avons la prétention d'appliquer d'une manière exclusive les eaux d'Alet. Nous laissons ces rêveries de panacée universelle aux charlatans et aux esprits assez peu clairvoyants pour être crédules de bonne foi. Nous nous bornerons donc à signaler les symptômes qui sont avantageusement modifiés par les eaux d'Alet.

Elles conviennent d'abord à cette classe nombreuse de dyspeptiques, dont la manifestation maladive consiste simplement dans une diminution de l'appétit, accompagnée quelquefois d'une céphalalgie légère revenant à intervalles irréguliers. Les hommes de lettres, ceux qui par état sont livrés aux travaux de cabinet, ou bien encore ceux dont l'esprit se trouve dans une contention accidentelle ou habituelle, sont sujets beaucoup plus que les autres personnes à ces troubles de la digestion. Chez eux le cerveau détourne à son profit une grande partie des forces nécessaires à l'accomplissement des fonctions digestives. Aussi ces fonctions sont-elles généralement lentes, pénibles, parfois douloureuses. Cette espèce de dyspepsie, que nous appelons professionnelle, se borne pendant longtemps à ces simples manifestations; mais, si on n'y prend garde, elle peut, selon les individus, devenir très-sérieuse.

Il est évident que le meilleur remède serait de supprimer la cause du mal ; mais comme le plus souvent cela est impossible puisqu'on ne peut pas proposer à chacun de changer de profession, il faut chercher un moyen de rendre l'existence agréable, même avec le mal, établir un pacte de tolérance entre le malade et son ennemi. La pharmacie nous offre peu de ressources pour arriver à ce but; certains remèdes peuvent sans doute dissimuler ces symptômes, mais l'organisme soumis à l'habitude épuise rapidement leurs vertus, ou, ce qui est pire, ils peuvent à la longue devenir une nouvelle cause de trouble et de dérangement.

L'eau d'Alet, prise en boisson aux repas, le matin à jeun et le soir en se couchant, possède, dans ces circonstances, des vertus très-précieuses; non-seulement elle rend les digestions faciles et légères, mais encore elle relève et stimule l'appétit.

Elle convient aux dyspeptiques par excès, c'est-à-dire à ceux qui introduisent tous les jours dans leur estomac une quantité d'aliments bien supérieure à celle qui est nécessaire non pour vivre, mais pour vivre en bonne santé.

Nous dirons, à propos de ceux-là, ce que nous disions au sujet des dyspepsies professionnelles : la disparition de la cause morbide est encore le meilleur remède. C'est sans doute pénible, mais il faut l'avouer cependant, la plupart, imbus de cette fausse doctrine : *quod sapit, nutrit,* n'ont pas le courage de résister aux funestes insinuations, je ne dirai pas de leur appétit, mais de leur sensualité, et même au prix de leur bonheur ils persévèrent dans cet homicide quotidien. Ne soyons pas trop sévères cependant envers le prochain, prenons un peu les hommes tels qu'ils sont, et surtout guérissons-les tels qu'ils sont. Puisque les exemples quelquefois terribles que nous voyons tous les jours ne suffisent pas à corriger le genre humain, ce ne seront pas des déclamations inopportunes qui y parviendront.

Il nous semble que jusqu'à présent la menace dans la bouche des moralistes n'a pas eu un grand succès ; cela tient peut-être à ce que l'homme, facile aux plaisirs, trouve toujours mille raisons pour croire à l'immunité de sa personne, et l'on serait sans doute plus heureux en indiquant bien ce qu'il faut faire qu'en anathématisant ce qui est défendu.

Dans cette persuasion, nous ne craindrons pas de dire avec Bacon que souvent les médecins ont trop insisté sur la sobriété. La gourmandise bien entendue peut, à notre avis, être un bienfait, car l'homme bien nourri soutiendra non-seulement un plus long jeûne mais encore il offrira beaucoup plus de ressources dans une maladie que celui qui vit d'un maigre régime. Bien plus, nous dirons qu'un excès de temps en temps, lorsqu'il n'est pas trop souvent renouvelé et qu'il ne va pas au-delà d'une exagération du régime habituel, est beaucoup plus utile à la santé qu'une fidélité soutenue à une vie sobre et toujours la même. C'est ce que pensait Horace quand il disait, qu'il est doux d'être fou dans l'occasion.

Nous n'excusons donc pas les hommes qui font profession de trop manger, mais s'ils persistent à vouloir faire l'épreuve des conséquences qui en résultent, il est encore de notre devoir de les guider dans cette fausse route. L'usage de l'eau d'Alet aux repas sera d'un puissant secours aux digestions nécessairement laborieuses. — Les intestins, secondés par son effet bienfaisant, se révolteront moins facilement contre une surabondance inutile, et si elle ne parvient pas à guérir un mal dont la cause est incessante, elle en retardera néanmoins les fâcheuses conséquences.

Lorsque la digestion s'accompagne d'une céphalalgie légère, avec des éblouissements passagers, une certaine faiblesse dans les jambes, symptômes qui en imposent souvent pour les signes d'une congestion cérébrale prochaine, l'eau d'Alet a une influence des plus salutaires. Nous possédons plusieurs observations remarquables de son efficacité dans de pareilles circonstances. Nous en citons une, prise au hasard :

M. X..., banquier à Paris, est âgé de 48 ans, doué d'une constitution pléthorique; il présente, en outre, toutes les conditions de structure que l'on accorde aux gens disposés à l'apoplexie. Il se plaignait depuis trois mois de quelques éblouissements passagers, d'une céphalalgie légère qui disparaissait quelque temps après le repas, et enfin, chose qui lui faisait craindre un coup de sang, disait-il, il éprouvait des faiblesses dans les jambes. Nous étant informé de l'état de la digestion, il nous répondit qu'il avait l'habitude de satisfaire largement son appétit, de sommeiller dans son fauteuil après le repas, et il remarquait depuis quelque temps qu'il devenait plus lourd, plus disposé au sommeil pendant ses digestions. — C'était nous dire suffisamment que le siége du mal n'était pas dans la tête, comme les symptômes auraient pu le faire soupçonner. Au lieu donc de lui tirer du sang, ce qui l'aurait soulagé, il est vrai, momentanément, nous préférâmes nous adresser directement à la cause et couper le mal dans ses racines. Les aliments furent diminués en conséquence, le matin jeun et le soir en se couchant, il devait prendre un verre d'eau d'Alet; à ses repas, elle était prise mêlée avec du vin; et enfin, comme devant favoriser l'effet de l'eau, un exercice modéré après le repas était de rigueur.

Ce traitement bien suivi a suffi pour faire disparaître tout symptôme fâcheux et alarmant, et encore aujourd'hui, M. X... jouit d'une santé parfaite, en continuant le régime que nous lui avons prescrit.

L'eau d'Alet est encore applicable dans certaines dyspepsies intestinales caractérisées plutôt par une gêne, un embarras dans la cavité abdominale que par des coliques et une véritable douleur. Soit qu'il existe de la diarrhée ou de la constipation, elles ont pour effet de régulariser les selles et de rétablir la fonction dans son état normal.

Beaucoup de personnes sont dans l'habitude de se purger quand elles éprouvent quelques-unes des incommodités que nous venons de mentionner. Elles ne réfléchissent pas que la fibre intestinale, très-irritable chez elles et probablement très-irritée en ce moment, ne s'accommode pas du tout de ce mode de traitement, L'intestin, débarrassé de ce qui le gênait, paraît être soulagé pour le moment; mais elles paient bientôt ce moment de calme et de bien-être par un redoublement de leurs souffrances et par une prédisposition fâcheuse aux irritations intestinales.

Lorsque la digestion s'accompagne d'un état fébrile manifeste, avec somnolence, incapacité physique et intellectuelle, les eaux d'Alet seules ne suffisent plus. Il faut alors diminuer la quantité des aliments, faire un choix de ceux que l'expérience a enseigné convenir à chacun, supprimer les sucreries, les acides, les alcools, et alors l'eau minérale rend encore des services incontestables; car lorsque l'affection en est arrivée à ce point, on a beau diminuer la quantité des aliments, le malade continue à souffrir, si l'art ne vient pas à son aide, pour faciliter la digestion du peu de nourriture qu'il met dans son estomac.

Qu'il nous soit permis de placer encore ici une de nos observations, car c'est la pratique plus encore que la théorie qui nous guide dans ce travail.

Un frère, directeur des écoles chrétiennes de Paris, jeune homme de 29 ans, d'une constitution vigoureuse et d'un tempérament bilioso-nerveux, avait vu son appétit diminuer depuis quelques jours; en outre, il éprouvait après ses repas un frisson suivi d'une chaleur fébrile qui ne le quittait que quelques heures après. — Ses yeux entourés d'un cercle noirâtre, ses traits crispés, la pâleur de sa figure, annonçaient visiblement qu'il ne devait pas jouir d'une santé parfaite. Il nous apprit qu'à l'occasion de la rentrée des classes, il avait dû faire un excès de travail; il se contentait, à cette époque, de manger à la hâte un peu de soupe, un peu de pain, pour aller aussitôt reprendre un travail qui exigeait de sa part une certaine tension d'esprit. C'est après quinze jours d'une vie si anormale qu'il vit apparaître les premiers phénomènes de son indisposition : perte de l'appétit, lenteur des digestions, malaise, frisson, fièvre, insomnie et faiblesse. Ici on ne pouvait pas accuser la trop grande quantité d'aliments, mais la qualité pouvait être meilleure.

En faisant un choix de bons aliments, par le repos de l'esprit, l'exercice modéré du corps et par l'usage de l'eau d'Alet, nous sommes parvenus à lui rendre la santé après un temps très-court.

Lorsque les dyspepsies intestinales s'accompagnent de coliques atroces, revenant par accès, et que les aliments les plus légers donnent lieu à ces redoublements, nous n'avons obtenu aucune amélioration de l'emploi de l'eau d'Alet.

Nous recommanderons surtout l'emploi de l'eau d'Alet aux personnes d'un tempérament nerveux, à la fibre mobile et irritable. — Il n'est pas rare de voir chez elles la dyspepsie donner lieu à des phénomènes spéciaux, tels que : changement d'humeur, impressionnabilité vive à la moindre contrariété, tendance à l'hypocondrie. Leur action, éminemment sédative sur le système nerveux, imprime à tous ces états une modification très-salutaire que l'observation suivante fera bien mieux ressortir que tout ce que nous pourrions dire : M. X....., inspecteur des écoles primaires, est âgé de 52 ans, il a tous les caractères du tempérament nerveux, avec tendance à la mélancolie; depuis deux ans, il éprouvait tous les symptômes d'une dyspepsie qui ne se manifestait pas localement par des douleurs très-vives; mais il était devenu contradicteur, acariâtre, d'un commerce difficile, en un mot; l'appétit avait un peu diminué, mais il était encore suffisant pour engager notre malade à user largement des mets qui paraissaient sur sa table. La seule chose qui rendît son état insupportable, c'était l'insomnie. — Lorsqu'il se mettait dans son lit, pour y goûter les douceurs du repos, il n'y trouvait que malaise, désespoir et fatigue; vers le lever de l'aurore seulement il parvenait à oublier, dans un sommeil de quelques heures, les horribles souffrances qu'il venait d'endurer. Cet état qui, dès le début, n'avait lieu qu'à de rares intervalles, était devenu habituel depuis six semaines. Lorsqu'il vint nous trouver au mois de juillet 1858; il avait déjà épuisé tous les calmants, les narcotiques, les absorbants sans aucun succès durable. — Notre position vis-à-vis de lui nous permettant de surveiller ses repas, nous commençâmes par faire un choix parmi ses aliments et par en diminuer la quantité; nous lui ordonnâmes ensuite, pour prendre le soir avant de se coucher, un bain frais de quelques minutes. De plus, un usage exclusif et abondant de l'eau d'Alet pendant et dans les intervalles entre les repas.—L'effet ne se fît pas attendre, car huit jours après il avait progressivement recouvré d'une manière complète le sommeil qu'il avait perdu depuis si longtemps. Aujourd'hui, au moment où nous écrivons ces lignes, son état est des plus satisfaisants; mais il continue le même régime et l'usage de l'eau minérale, car il trouve que ce n'est pas acheter trop cher la santé qui, en définitive, donne le bonheur.

Lorsque la dyspepsie s'accompagne de renvois acides, l'on doit associer l'eau d'Alet avec des substances absorbantes, telles que la magnésie décarbonatée, et bannir de l'alimentation les acides, le sucre et toutes les substances qui peuvent s'acidifier dans l'estomac. La magnésie neutralise un effet, l'eau minérale s'adresse à la cause.

Nous en dirons autant de la dyspepsie flatulente, c'est-à-dire de celle qui s'accompagne d'un dégagement considérable de gaz dans l'estomac.

Préceptes généraux. — L'eau d'Alet guérit ou modifie avantageusement la plupart des dyspepsies. Pour obtenir les bons effets qu'on peut en retirer, il faut en faire usage le matin à jeun, le soir en se couchant, et pendant les repas, pure ou mêlée avec du vin, selon les habitudes du malade.

Autant que possible, on devra le matin, après avoir pris un verre d'eau, faire une promenade d'une demi-heure environ. Nous ne saurions trop recommander l'exercice après le repas. Il est évident que cet exercice doit varier selon les personnes et selon l'intensité du mal ; entre une simple promenade autour de sa chambre et une course à travers les champs, il y a une foule de manières de se mouvoir parmi lesquelles le malade peut facilement choisir ; mais, point très-essentiel, il ne faut pas confondre l'exercice avec la fatigue, car la fatigue serait bien plus préjudiciable que le repos ; on comprend pourquoi.

Quant au régime, il doit trop varier selon les personnes et l'intensité du mal pour que nous puissions à ce sujet poser des règles précises. Ce serait peut-être le cas de dire avec l'empereur Tibère, qu'il n'est pas digne de vivre celui qui, à l'âge de trente ans, n'est pas capable d'être son propre médecin (entendant par là ce qui regarde l'hygiène).

Lorsque l'eau d'Alet, après avoir relevé l'appétit et détruit les phénomènes locaux et sympathiques de la dyspepsie, n'aura pas pu achever son œuvre en régularisant le cours des excrétions alvines, on ne doit, sous aucun prétexte, employer les purgatifs. Nous ne saurions trop le répéter : les purgatifs agissent en irritant; la constipation opiniâtre qui succède aux nombreuses évacuations qu'ils provoquent, n'en est que trop la preuve.

Nous avons l'habitude d'employer alors un médicament trop peu connu, quant à cette propriété, et trop peu employé. C'est la belladone. M. Bretonneau le premier, l'a préconisée dans tous les cas où l'on a besoin d'entretenir la liberté du ventre, tout en ménageant la susceptibilité du tube digestif. On ne peut nier que cette précieuse vertu ne soit d'une application journalière, surtout dans le genre d'affection qui nous occupe. La belladone, sagement employée, ne purge pas, elle procure tout au plus une garde-robe, et elle joint à cet avantage celui de calmer des douleurs s'il en existe, et de procurer un sommeil réparateur s'il y a insomnie.

MIGRAINE.

Ce n'est pas sans intention que nous consacrons un chapitre spécial à la migraine, après avoir parlé des troubles de la digestion. Tout le monde sait en effet les relations intimes qui existent entre ces deux affections.

Ce n'est pas à dire cependant que nous ayons la prétention de faire de l'une la cause exclusive de l'autre; nous n'ignorons pas que, d'après les causes présumables de la migraine, la plupart des auteurs ont divisé cette affection en une infinité de variétés qui, à notre avis, n'ont d'autre avantage que celui de grossir les volumes.

Il nous semble qu'il aurait été plus simple de considérer la migraine comme étant une affection douloureuse des nerfs d'une certaine région de la tête, affection morbide toute nerveuse, et qui n'est que l'expression symptômatique ou sympathique de la souffrance d'un autre organe. Si encore la cause sous l'influence de laquelle la migraine a pris naissance lui imprimait des caractères locaux particuliers, la division de la migraine en stomacale, irienne, utérine, plétorique aurait son utilité jusqu'à un certain point, car on pourrait puiser dans ces caractères les indications curatives. Mais il est reconnu qu'ils sont à peu près nuls comme valeur étiologique, et que c'est presque toujours ailleurs qu'à la tempe, au front ou à l'œil qu'il faut aller chercher l'origine du mal.

Il suffit donc au médecin de savoir que le système nerveux a le privilége, triste privilége, il est vrai, de prêter sa voix, de participer même à la souffrance des autres organes, et que cette sympathie que Bordeu cherchait à expliquer par la continuité du tissu cellulaire, inexplicable encore par les connexions anatomiques, l'expérience seule peut la constater. Partant de ce principe, on devrait, ce nous semble, se contenter d'indiquer les parties du système nerveux qui répondent d'habitude à la souffrance de tel ou tel organe, et l'on ne chargerait pas l'esprit, comme Sauvages le faisait jadis, d'une foule de divisions et subdivisions qui, quelquefois nuisibles, sont toujours inutiles. La médecine ne peut pas être tout entière dans les livres ; il y en a beaucoup dans le jugement et la perspicacité du médecin.

Ainsi donc, pour nous, il n'y a qu'une migraine, toujours la même dans son essence, mais pouvant être sous la dépendance de causes bien différentes, que la sagacité intuitive du médecin, aidée par l'expérience, peut seule découvrir; c'est à elle que nous nous adresserons en cherchant à bien spécifier les circonstances dans lesquelles l'eau d'Alet est applicable.

Lorsqu'un homme doué d'un tempérament sec, nerveux, ayant une profession sédentaire qui demande en même temps une certaine tension d'esprit, se plaint d'une douleur de tête siégeant d'un seul côté, que cette douleur soit continue, ce qui est rare, ou intermittente, s'il n'existe pas d'embarras gastrique concomitant, et s'il y a absence d'autres signes qui pourraient donner à penser que cette douleur est occasionnée par toute autre cause qu'une fatigue de l'esprit, dans ce cas le repos et l'usage exclusif de l'eau d'Alet produiront une guérison assurée. C'est ce que nous avons constaté par des observations multipliées. Nous n'en mentionnerons qu'une afin d'abréger notre travail.

M. de C..., homme de lettres, doué d'un tempérament nervoso-sanguin est sujet, depuis quelques années, à des accès de migraine qui lui rendent le travail pénible, difficile et quelquefois impossible. Ils sont assez fréquents et apparaissent tantôt à la suite d'un changement de température, tantôt à la suite d'un excès de travail prolongé dans la nuit. Avant de venir nous trouver, il subissait fatalement ses accès sans que rien put les enrayer, et ils duraient quelquefois quatre et cinq jours. Lorsque nous l'avons vu pour la première fois il était très-souffrant ; la langue était bonne, la bouche n'était pas amère, pâteuse, il y avait absence de nausées ; les seuls signes manifestes de la migraine étaient une congestion sensible du globe oculaire, l'abaissement de la paupière supérieure au-devant du globe de l'œil, la dilatation de la pupille, et un léger mouvement fébrile. Nous lui conseillâmes d'aller se coucher, de prendre peu d'aliments et de boire dans la journée une bouteille d'eau d'Alet à ses repas ou dans l'intervalle. Le lendemain il y avait un mieux sensible qui s'est maintenu les jours suivants.

Nous l'avons revu plusieurs fois depuis, et il nous assure que dès qu'il sent à certains signes que le mal va venir, il s'empresse de faire usage de l'eau d'Alet, et il est assez heureux pour prévenir le mal ou diminuer beaucoup son intensité et sa durée.

Si la migraine paraît tirer son origine d'une contrariété, d'une colère, outre qu'il y a prédisposition chez la personne, il faut penser qu'au moment de la contrariété il existait une disposition particulière et momentanée de l'organisme qui a donné prise au mal ; tantôt c'est un refroidissement, tantôt une mauvaise disposition du tube digestif. Dans ce dernier cas, l'eau d'Alet est aussi très-efficace.

Lorsque la migraine aura été précédée pendant quelques jours d'une certaine diminution de l'appétit, que les digestions seront un peu pénibles, lentes, qu'il y aura de la constipation, mais pas de vomissements, nous recommandons l'eau d'Alet au même titre que nous l'avons préconisée dans certaines dyspepsies, car il est de toute évidence qu'ici la migraine a son point de départ dans le tube digestif.

Si elle survient à la suite de certains excès, de certains abus, l'emploi de l'eau d'Alet jouit d'un double avantage, car non-seulement elle exerce une influence bienfaisante sur le tube digestif, mais encore elle agit d'une manière puissante sur le système nerveux par son action éminemment sédative. Les pertes exagérées de l'influx nerveux peuvent être comparées à de véritables hémorrhagies ; les organes n'étant plus stimulés par une dose suffisante de ce fluide languissent dans leurs fonctions, les actes réparateurs sont impuissants, l'organisme, incapable de se soutenir lui-même, réagit à peine contre les influences extérieures et se laisse déprimer par cela même par les causes les plus légères. La migraine n'est alors que l'expression de la souffrance de tout un système, et, de même que l'organisme demande des sucs réparateurs par la voie de la faim, de même le système nerveux affaibli demande des forces par la voie de la douleur. Soit que, par une action directe, l'eau d'Alet aille répondre à cet appel, soit que, par l'intermédiaire de son heureuse influence sur les voies digestives, elle communique des vertus réparatrices à la masse sanguine, ce foyer où viennent se régénérer les esprits animaux, comme le disait Sydenham, il est constant qu'on obtient de très-bons résultats de son emploi. Mais ici, plus que dans toute autre maladie, il faut l'associer avec un régime savamment combiné et suivi avec persévérance.

Avant de terminer, nous ferons une remarque très-importante : Comme d'habitude la migraine ne se développe pas sans quelques phénomènes précurseurs, abattement, tristesse, douleur sourde à la région frontale quand on vient à incliner la tête ou pendant un effort, nous ne saurions trop recommander d'employer l'eau d'Alet dès que ces symptômes apparaissent. Selon toute probabilité, on parviendra ainsi à enrayer le mal ou à diminuer son intensité et sa durée.

CHLOROSE.

Si nous considérions la chlorose comme étant une maladie engendrée par la diminution du fer dans les globules du sang ; et ne pouvant être combattue avantageusement que par les ferrugineux, qui vont rendre aux globules la quantité de fer qui leur manque, il est évident que les eaux d'Alet n'auraient rien à faire ici. Mais cette théorie, qui fut un instant le triomphe et le dernier espoir des chimiâtres de notre siècle, a été réduite à ce qu'elle valait. Les auteurs éloquents du traité de thérapeutique et matière médicale, MM. Trousseau et Pidoux, ont porté le dernier coup au creuset et à l'alambic en posant les principes d'une médecine aussi belle dans ses spéculations qu'elle est utile et bienfaisante dans ses applications. Ces principes existaient déjà cependant, épars çà et là dans les bons livres de médecine qui ont été écrits depuis Hippocrate jusqu'à nos jours; mais ces auteurs ont eu le rare talent de les débarrasser de ce qui pouvait ternir leur éclat; ils les ont fécondés par des déductions nombreuses et légitimes, en un mot, ils les ont purifiés du mauvais grain que l'esprit de l'homme, le véritable génie lui-même sème souvent à côté de ses meilleures productions.

Il ne nous appartient pas, dans un travail de la nature de celui-ci, d'entrer dans des considérations sur la chlorose qui nous éloigneraient de notre but; mais nous pouvons formuler nettement notre opinion, car d'elle découleront les motifs qui nous ont engagé à employer les eaux d'Alet dans le traitement de cette affection.

Nous considérons la chlorose, ou bien l'état de dépérissement avec décoloration des tissus, comme le résultat d'une atteinte grave portée à l'action de cette partie du système nerveux, qui préside au renouvellement de l'espèce et aux fonctions végétatives. Soit que l'utérus éprouve une certaine difficulté à s'emparer des nouvelles fonctions qui vont bientôt dominer la vie de la femme, soit que plus tard, sous l'influence des causes particulières, ces mêmes fonctions viennent à être troublées, l'action immédiate de cette impuissance, de ce trouble, se fait sentir sur l'autre portion du système nerveux ganglionnaire, avec laquelle la vie utérine se trouve intimement liée.

C'est alors, en effet, qu'on commence à observer les premiers phénomènes sensibles de la chlorose : ce sont des dyspepsies, des palpitations; auxquelles viennent se joindre bientôt des phénomènes tout-à-fait hystériques, vapeurs, spasmes, etc.

La décoloration n'existe pas encore, et cependant il y a chlorose. Mais lorsque les forces qui président aux actes intimes de la vie de réparation seront presque épuisées ou entièrement détournées de leur but, lorsqu'un chyle imparfait sera porté dans les veines par des vaisseaux privés de l'aptitude vitale nécessaire à l'action incessante des transformations organiques, lorsque le mouvement de composition et de décomposition, devenu languissant dans toutes les parties du corps, privera l'organisme de la source précieuse de réparation qu'il trouve dans ce mouvement, c'est alors qu'aux spasmes, aux palpitations, aux névralgies, viendra se joindre la décoloration des tissus.

Mais peut-on dire que cette décoloration tient à une diminution des globules du sang? Oui, si l'on entend par là la cause secondaire; mais la cause primitive il faut aller la chercher dans la vertu hématosique des vaisseaux, dans cette vertu qui n'est autre chose qu'une propriété particulière du principe unique qui préside à la chimie du corps vivant. Du reste, le fer n'est pas le seul élément qui diminue de quantité. Est-il possible que dans une affection où la nutrition générale est profondément atteinte, les éléments qui entrent dans la constitution des tissus et des humeurs, métaux ou métalloïdes, ne viennent pas à varier dans leurs proportions ? Mais cette variation est le résultat inévitable du mal, et l'on ne peut pas dire que la chlorose est une affection caractérisée par la diminution du fer dans les globules, pas plus qu'on ne dirait : la chlorose est une affection caractérisée, par la diminution de la soude, de la potasse ou l'augmentation de l'albumine. Définir une chose par un de ses nombreux résultats n'est pas la définir. Mais arrivons à notre but ; nous admettons que la quantité de fer a diminué dans les globules ou avec les globules, mais de même que nous n'allons pas donner de la soude, de la potasse, pour recomposer les liquides animaux autres que le sang, de même nous ne donnerons pas le fer dans le but d'aller prendre la place de celui qui manque dans les vaisseaux sanguins. Nous emploierons le fer, car l'expérience nous a prouvé qu'il est utile mais non indispensable. M. Cl. Bernard va nous enseigner dans quel but et de quelle manière nous l'emploierons :

« Ici, d'ailleurs, dit-il, il est une chose bien positive, » et bien démontrée, c'est que les sels de fer exercent

« une action spéciale sur la muqueuse gastrique. Toutes « les parties de la membrane qui en sont touchées « prennent une circulation plus active ; le fer est donc « un excitant direct. »

Oui, sans doute, c'est en donnant une circulation plus active à la muqueuse gastrique, et par conséquent en lui communiquant une activité organique qui était devenue impuissante, que le fer agit sur la recomposition du sang. Cette recomposition commence dans les vaisseaux qui puisent dans l'intestin les éléments réparateurs ; s'il n'en était pas ainsi comment se ferait-il que nos organes, devenus inhabiles à retirer des aliments le fer qu'ils y puisent suffisamment dans l'état normal, eussent la faculté de s'emparer du fer pharmaceutique qui se présente à eux dans des conditions d'absorption si défavorables. Peut-on penser qu'un intestin malade absorbera plus facilement une pincée de limaille de fer que le peu de fer déjà transformé en particule organique qui se trouve dissous dans un bouillon ? Evidemment non. Ainsi donc : 1° les chlorotiques ne retirent pas la quantité physiologique de fer renfermée dans les aliments à cause de l'impuissance de leurs organes devenus inhabiles à cette fonction ; 2° le fer employé comme médicament a la propriété de leur rendre leur première aptitude ou de les réintégrer dans leur fonction ; il agit alors comme agent spécial de stimulation, stimulation lente, modérée, prolongée dans ses effets, se rapprochant beaucoup de l'état physiologique.

Reste à savoir si le fer est indispensable, et s'il doit être employé indistinctement et de la même manière dans tous les cas. Bornons-nous à dire au sujet de la première proposition que beaucoup de chlorotiques sont guéris tous les jours sans le secours du fer, et étendons-nous sur la seconde qui est en définitive le but de notre travail.

Non sans doute le fer ne doit pas être employé indistinctement dans tous les cas et dans toutes les périodes de la maladie. Rappelons-nous toujours que l'estomac n'est pas un creuset où, mettant les mêmes substances dans les mêmes proportions et dans les mêmes conditions matérielles, on obtient toujours des effets identiques. Les appareils de la chimie vivante, délicats, mobiles, soumis, en un mot, à une foule de modifications qui nous échappent, exigent qu'on les consulte et qu'on saisisse l'occasion favorable pour leur faire remplir certains rôles thérapeutiques.

Dans l'affection qui nous occupe, plus que dans tout autre, le médecin se trouve vis-à-vis de cette difficulté.

« L'indication des ferrugineux, disent MM. Trousseau

« et Pidoux, si évidente qu'elle soit, ne peut pas toujours « être facilement remplie par le médecin. L'état de « l'estomac et celui des intestins, une susceptibilité « qu'il est impossible de prévoir, y peuvent mettre un « grand obstacle. Il n'en faut pas moins voir toujours « le but auquel il faut arriver tôt ou tard ; et pendant « plusieurs semaines et même plusieurs mois, modifier « l'irritabilité du canal intestinal ou accoutumer l'éco- « nomie à l'impression des martiaux (1). »

Cette vérité, confirmée tous les jours par la pratique, résume pour nous les indications de l'emploi de l'eau d'Alet. Leur action bienfaisante sur la muqueuse gastro-intestinale s'exerce ici comme dans les dyspepsies. La digestion devient moins difficile, moins douloureuse, et l'appétit, s'il était perdu ou diminué, redevient, sous leur influence, l'organe impérieux de la réparation. Lorsque, après un nombre de jours variable, on est arrivé à ce résultat, l'administration du fer est suivie d'une amélioration qui prouve que son action physiologique a pu s'effectuer d'une manière convenable. Mais si, comme cela arrive quelquefois, malgré cette bonne disposition, l'estomac se refuse à l'emploi du fer à l'état de sel, d'oxyde ou de pureté, nous recommandons la manière suivante de l'employer : nous ordonnons de l'eau ferrée que l'on aura composée avec

(1) *Traité de thérapeutique*, p. 19.

des clous et de l'eau d'Alet. Cette eau est prise aux repas seulement, mais, chose importante, elle ne doit être jamais mêlée avec du vin, car nous avons remarqué que par ce mélange, la digestion était bien plus difficile. Dans l'intervalle des repas il est nécessaire que l'eau soit prise pure. Après quelques jours, il est rare que le tube digestif ne se soit pas habitué à l'impression des ferrugineux, et l'on peut alors appliquer dans toute son étendue la médication chalybée. Citons une observation dont le sujet est encore confié à nos soins, et qui montrera mieux que tout ce que nous pourrions dire les indications de l'eau d'Alet et les résultats qu'on en retire.

Mademoiselle Anna D...., couturière, est âgée de quinze ans. Elle a tous les attributs du tempérament nerveux, la peau blanche, les yeux et les cheveux très-noirs; sa physionomie mobile est remplie de vivacité, elle est grande et bien développée pour son âge. Il y a trois mois environ elle eut ses règles pour la première fois. L'éruption peu abondante avait duré deux jours. Un peu de pâleur avec perte de l'appétit, une physionomie abattue tenant un peu de l'étonnement, quelques coliques qui disparurent avec le sang, furent les seuls phénomènes qui accompagnèrent ce premier pas dans une vie nouvelle. La jeune fille, redevenue gaie, joyeuse, paraissait jouir d'une santé parfaite, lorsque quinze jours après la première éruption, le sang apparut de nouveau, s'accompagnant des mêmes phénomènes. Il était décoloré, sa quantité peu considérable, mais la perte dura quatre jours. Cette fois-ci l'écoulement seul disparut; l'abattement, la tristesse persistèrent; peu à peu la dyspepsie, la céphalalgie, quelques éblouissements, des palpitations, vinrent remplir le cadre des symptômes qui caractérisent la chlorose. Les digestions s'accompagnèrent d'un malaise général, avec sensation douloureuse à l'épigastre; la malade éprouvait alors des étouffements, et sa tristesse habituelle allait dans ces moments jusqu'aux larmes. Les selles étaient pour ainsi dire supprimées.

Appelé dans ces circonstances, c'est-à-dire huit jours après la seconde éruption des règles, la proximité du début de la maladie nous fit espérer que nous en aurions facilement raison par l'administration immédiate des ferrugineux. En conséquence, nous ordonnâmes dix centigrades de limaille de fer à chaque repas et quelques centigrammes de poudre de Belladone pour remédier à la constipation. La première et la seconde prise de limaille ne furent suivies d'aucun phénomène appréciable, mais le lendemain la digestion se trouva pour ainsi dire enrayée, et s'accompagna de tous les phénomènes de la dyspepsie la plus grave. Cependant le fer fut encore continué le jour suivant, mais, dès-lors, nous eûmes la conviction qu'il fallait cesser son emploi. Tous les symptômes s'étaient sensiblement aggravés ; il y avait un dégoût prononcé pour toute espèce de nourriture ; en outre, le pouls était devenu un peu fébrile. Quelques aliments légers et l'eau d'Alet pure furent les seuls moyens que nous opposâmes à cet état. Après peu de jours, l'exaspération des symptômes chlorotiques avait disparu. Nous étions cependant en présence d'une affection qui marchait toujours : aux symptômes mentionnés ci-dessus étaient venues se joindre la décoloration des muqueuses, de la peau, la flaccidité des chairs, des palpitations, avec menace de syncope au moindre mouvement ; il fallait agir sans retard. Nous fîmes composer de l'eau ferrée comme nous l'avons indiqué plus haut, et nous fûmes heureux de voir que son administration, aidée par l'eau d'Alet pure, prise dans les intervalles des repas, ne fut suivi d'aucun effet désavantageux. Le quatrième jour de ce traitement nous crûmes pouvoir essayer de nouveau la limaille de fer qui, en effet, fut acceptée sans difficulté.

Pendant huit jours cette médication fut supportée sans donner lieu à aucun phénomène désagréable ; mais dès cette époque elle fatigua tellement l'estomac que nous fûmes obligé de la suspendre. Nous revînmes à l'eau d'Alet pour reprendre de nouveau la limaille quelques jours après ; en procédant de cette manière nous avons pu insensiblement augmenter la dose du fer, et, après un temps relativement très-court, nous avons rendu la santé à cette jeune fille. Il est impossible de ne pas voir dans cette observation l'action manifeste de l'eau d'Alet, considérée comme moyen adjuvant du fer. Citons-en une autre qui nous la montrera non moins efficace dans des circonstances différentes.

Mlle Julie B..., âgée de 18 ans, d'un tempérament lymphatico-sanguin, était affectée de chlorose depuis six mois environ. Nous ne l'avons pas soignée dès le début, mais nous savons que, soumise par son médecin à l'usage des pillules de Vallet, elle était à peu prés remise après une vingtaine de jours de traitement. Ayant cessé l'usage du fer, les symptômes reparurent après quinze jours avec une nouvelle intensité. Le fer fut repris, mais ses effets bienfaisants tardèrent cette fois à se montrer, car ce ne fut qu'après deux mois d'un traitement bien suivi qu'elle recouvra la santé. Elle éprouvait tant de bien-être, qu'elle négligea les conseils de son médecin, qui voulait qu'elle continuât encore pendant quelque temps l'usage du fer. Les conséquences de son imprudence ne tardèrent pas à survenir. Un mois s'était à peine écoulé que pour la troisième fois elle vit les mêmes symptômes l'assaillir avec une violence toujours croissante. Habituée à l'heureuse influence du fer elle ne s'en affectait pas beaucoup. Pendant quelque temps, en effet, elle éprouva une amélioration sensible, mais cette amélioration ne fut jamais aussi franche ni aussi complète que dans les circonstances précédentes. Bien plus, quelques jours après, cet heureux effet disparut et les symptômes s'aggravèrent. Le fer avait épuisé son action ; la muqueuse intestinale s'était-elle habituée à la stimulation du fer, ou bien cette stimulation continuée pendant longtemps avait-elle dépassé les bornes de la stimulation physiologique ? Nous n'en savons rien, mais nous croyons cependant la seconde opinion plus probable. Le fait est que le fer avait épuisé son action d'une manière ou d'une autre. Les parents de la jeune fille voyant la marche fatale du mal vinrent nous demander notre avis. La malade était dans un état de dépérissement complet ; la blancheur des muqueuses rivalisait presque avec celle de la peau ; elle avait un dégoût prononcé pour toute espèce de nourriture ; le moindre mouvement la mettait dans un état voisin de la syncope ; le pouls était fréquent, petit, et la peau chaude ; l'écoulement menstruel était supprimé depuis deux mois. En présence d'un état aussi grave, le fer dont elle faisait encore usage fut supprimé et remplacé par de bons potages ; l'eau d'Alet pure ou mêlée avec le vin fut désormais sa boisson exclusive. Une amélioration sensible ne tarda pas à se manifester ; l'appétit était un peu revenu ;

la malade mangeait des aliments solides avec un certain plaisir ; enfin, le douzième jour, nous nous décidâmes à lui donner de l'eau ferrée, elle fut supportée ; trois jours plus tard, quelques centigrammes de fer réduit par l'hydrogène furent mêlés à ses aliments ; nous constatâmes l'absence de toute réaction. Les symptômes chlorotiques ne s'amendaient pas très-vite cependant ; et ce ne fut qu'après avoir été soumise pendant quinze jours à l'usage du fer réduit à la dose de dix à quinze centigrammes par jour et à celui de l'eau d'Alet, que nous eûmes la certitude que le fer avait recouvré son ancienne vertu. Dès-lors il n'y avait plus qu'à surveiller et à seconder son action. Plusieurs fois nous avons laissé l'organisme se reposer de l'influence ferrique, tout en continuant l'usage de l'eau d'Alet, et après deux mois de soins et de persévérance nous avons pu rendre à cette jeune fille la santé qu'elle avait perdue depuis si longtemps. Ces faits n'ont pas besoin de réflexions explicatives ; nous les laissons à l'appréciation de nos lecteurs.

ÉTAT NERVEUX

Nous avons à nous occuper ici d'une de ces affections qui, par la multiplicité, l'excentricité même de ses manifestations, se prête difficilement à une bonne définition. C'est un de ces sujets nombreux que l'on décrit, mais qu'on ne définit pas, et cependant personne n'ignore ce que l'on veut dire, quand on parle de l'état nerveux. Nous subirons les conséquences de cette insuffisance du langage, et nous développerons succinctement ce que nous entendons par *état nerveux.*

Ce n'est pas dans le cerveau, pas plus que dans les organes des sens et dans les viscères, qu'il faut aller chercher l'état nerveux ; il est là et ailleurs, tantôt ici, tantôt plus loin; d'une nature essentiellement inconstante, son principal caractère est la mobilité. Il n'est pas moins changeant dans la forme sous laquelle il se présente à nous chez les différentes personnes, et, à ce titre, l'épithète de protéiforme que lui donne M. Cerise, se trouve parfaitement justifiée.

Dans l'état nerveux, on remarque deux séries de phénomènes bien distincts : les uns consistent dans une modification profonde du tempérament moral, les autres comprennent toutes les variétés de la souffrance physique. Examinons d'abord les premiers.

Que l'affection prenne naissance dans un trouble des fonctions de l'organisme, ou que des causes morales directes, telles que les passions, agissent directement, mais d'une manière incessante, sur l'esprit de l'homme, ce sont à peu près les mêmes modifications morales que l'on constate généralement chez ces malades.

Les nuances diverses de l'expression maladive ont plutôt leur origine dans la différence des âges, du sexe et des tempéraments que dans celle des causes morbides. Ainsi, par exemple, voyez deux hommes doués tous les deux du tempérament bilioso-nerveux, ayant aussi le même âge. L'un est atteint depuis longtemps d'une maladie longue, mais peu douloureuse, et qui lui permet de vivre à peu près comme tout le monde; l'autre, par le fait d'une disposition primitive naturelle, se trouve dévoré par une avarice sordide ou une jalousie aveugle. Tous les deux nous offriront d'une manière identique une des mille formes que l'état nerveux imprime au caractère. Tous les deux sont dans la vie d'un commerce difficile; un rien les contrarie, les blesse; ils traduisent en injure les intentions les plus innocentes, ils éprouvent un chagrin revêche à la moindre chose; une inquiétude continuelle pour leur personne les rend injustes envers les autres; ils sont prêts à se fâcher de tout et à tout craindre. Deux hommes d'un tempérament ou d'un âge différent, mais soumis aux mêmes causes ne nous offriraient certainement pas un tableau aussi accentué. — En dehors de l'âge et du tempérament, le milieu dans lequel ils auraient vécu, leur éducation, suffiraient pour y introduire des modifications très-heureuses.

Si nous considérons l'action des causes de l'état nerveux chez un enfant, leur effet comparé à celui qu'on remarque chez l'homme ne sera pas reconnaissable. Un enfant est jaloux de ses frères, de ses sœurs; il perd sa gaieté, sa vivacité, en un mot, les attributs de son âge; si la passion est vive, il devient pâle, maigrit, et, arrêté dans son développement, il s'étiole.

Si nous jetons les yeux sur une jeune fille dans cet âge où la nature lui confie de nouvelles fonctions, l'état nerveux (quand il survient) se manifeste chez elle par d'autres phénomènes : à une gaieté expansive succède bientôt la réserve, l'étonnement; malgré elle, elle cherche à deviner ce qui se passe dans son être; viennent ensuite des phénomènes plus sensibles, l'amour de la solitude, la tristesse, le recueillement; des larmes abondantes coulent pour le moindre motif et semblent protester, à l'insu de la jeune fille, contre le nouveau tyran qui vient de s'emparer de son existence.

A un âge plus avancé, chez la femme, nous trouvons des manifestations bien différentes, mais qui participent toujours de son caractère faible, mobile, impressionnable : tantôt, c'est une odeur qui agace; tantôt, le bruit d'une porte fermée un peu violemment, ou l'entrée d'une personne dans un salon suffisent pour donner lieu aux mouvements d'humeur les plus extraordinaires. Généralement, ces personnes ont un enthousiasme exagéré ou une aversion profonde pour certains hommes comme pour certaines choses; aussi variable qu'un jour de printemps, leur humeur ne sait pas être stable.

Les choses sérieuses, qui demandent un peu de persévérance ou un peu d'attention, ne captivent leur intérêt qu'un moment tout au plus, et leur inspirent de la répugnance le plus souvent.

Cependant, il faut l'avouer, il est fréquent dans ces rcons tances de voir la femme, dans les élans généreux de son cœur, se dévouer avec courage et faire preuve d'une puissance de volonté toute virile.

« Rien n'est plus admirable que cet état nerveux « quand il est au service d'une bonne tête et d'un bon « cœur, dit M. Sandras. Il faut que j'ajoute, dit encore « le même auteur, que là où manquent la tête et le « cœur, cet état nerveux est une des misères les plus « tristes qui affligent l'espèce humaine. Alors la raison « ne réprime rien, ne corrige rien, ne gouverne rien, les « affections sont nulles et toute la machine n'est plus « conduite que par un sensualisme dégoûtant dans « l'état de santé, ou que par un égoïsme déraisonnable « dans l'état de maladie. Les névropathiques sont les « gens des extrêmes, surtout au moral. »

Ces derniers paragraphes, qui s'appliquent également aux personnes des deux sexes, résument en peu de mots ce qu'il nous restait à dire sur cette question. Voyons à présent, d'une manière rapide et générale, les modifications que nous trouverons dans l'organisme des névropathiques.

Il est rare, nous dirons même impossible, que les organes de la digestion ne reçoivent pas les premiers, quand ils n'en sont pas la cause, les fâcheuses influences de l'état nerveux. A un premier degré, c'est une simple anxiété épigastrique, anxiété quelquefois très-pénible et qui plonge les malades dans une tristesse, un accablement moral tout particulier; la déglutition est quelquefois difficile; nous connaissons une dame qui, depuis deux ans, éprouvait très-souvent à la hauteur de l'œsophage un sentiment de gêne comparable à celui que produirait la présence d'un corps étranger. Le plus souvent, l'appétit est diminué, ou perdu ou dépravé. Les digestions deviennent lentes, pénibles, s'accompagnent de productions gazeuses ou acides; elles présentent tous les phénomènes que nous avons indiqués en parlant des dyspepsies. La constipation accompagne généralement cet état et l'on voit parfois le ventre se ballonner subitement en tout ou en partie.

Aux troubles de la digestion viennent s'ajouter fréquemment les troubles de la circulation. — On constate, en effet, des palpitations, le pouls éprouve des changements subits; tantôt vite, tantôt lent, il est parfois très-irrégulier. Certaines parties du corps, surtout les parties douloureuses sont le siége de battements artériels, les veines s'enflent comme s'il y avait augmentation de la vitalité, et c'est bien, en effet, une exagération de l'action nerveuse dans ces parties.

Si nous examinons le système respiratoire, nous trouverons que l'état nerveux donne lieu à des baillements fréquents, à une toux sèche, rarement humide, revenant à intervalles irréguliers sous l'influence de la cause la plus légère; une émotion, un peu de fatigue suffisent pour la faire apparaître. A cette toux, se joignent souvent ce qu'on appelle des étouffements. La poitrine se dilate, l'air pénètre dans les rameaux bronchiques, mais cependant cette respiration n'est pas ce qu'elle devrait être, ni ce qu'elle est d'habitude; car le malade se trouve oppressé, comme asphyxié. Ces étouffements surviennent subitement pour disparaître de même, mais leur apparition est quelquefois si fréquente qu'ils sont la cause et l'origine d'un grand malaise et d'une mélancolie inquiète.

Il n'est pas rare de voir l'état nerveux donner lieu à des envies fréquentes d'uriner, et l'émission des urines s'accompagner d'un léger picotement. Dans ces cas, l'urine est claire, limpide, nerveuse en un mot.

L'organe de la vue, à cause probablement de ses relations sympathiques bien connues avec le tube digestif, est le siége de nombreux phénomènes. La vue est tantôt affaiblie, tantôt, au contraire, elle est très-lucide, très-pénétrante. La faiblesse de la vue peut aller quelquefois jusqu'à une cécité complète, mais momentanée. Plusieurs personnes croient voir des étincelles, des étoiles, des corps qui n'existent pas autour d'elles. — C'est ainsi que Pascal, à la suite d'une chute de cheval, croyait voir, bien longtemps après et dans certains moments, un précipice rempli de flammes à quelques pas de lui. Heureusement il avait un moyen bien simple de détruire cette espèce d'hallucination. Dans ce but, il mettait un corps opaque quelconque entre lui et l'endroit où il croyait voir le précipice.

L'ouïe est le siége de bourdonnements, de bruits étranges, et la perception des sons peut être augmentée ou diminuée.

L'odorat subit aussi quelques modifications. Certaines odeurs suffisent pour donner lieu à des spasmes, des convulsions ou à la syncope. Généralement, la sensibilité de l'appareil olfactif augmente à un degré surprenant. Nous avons lu quelque part qu'une jeune femme dans son état nerveux avait la faculté de reconnaître par l'odorat si les personnes de son sexe qui l'approchaient, se trouvaient dans leur époque cataméniale. Dans ce cas, elle éprouvait un malaise inexprimable.

Tel est le tableau rapidement esquissé de la plupart des phénomènes qui constituent ce qu'on appelle l'état nerveux ; nous nous sommes contenté d'exposer les plus saillants ; mais on peut dire qu'il n'y a rien de bizarre, d'excentrique et d'inaccoutumé qu'un système nerveux malade ou simplement exagéré ne puisse enfanter.

Traitement. — Tout consent, tout conspire, tout concourt, a dit Hippocrate. Cet apophthegme renferme sous une forme générale, une foule d'idées secondaires qui, nous ne craignons pas de le dire, sont une des bases de la thérapeutique et le guide du médecin dans ses déterminations au lit du malade. Car 1° ce n'est que par la connaissance de ce *consensus* général que l'on peut arriver à suivre les évolutions pathologiques que les divers appareils font subir à la même cause morbide par l'influence réciproque qu'ils exercent les uns sur les autres. C'est probablement ce qui a fait dire à Bordeu que la maladie est une fonction ;

2° Ce n'est que par la connaissance de l'évolution pathologique que nous pouvons remonter à la cause du mal ;

3° C'est sur l'influence réciproque des appareils les uns sur les autres que le praticien base le plus souvent l'action de ses agents thérapeutiques.

Il n'est pas de maladie qui nous présente ces vérités d'une manière plus frappante que celle dont nous nous occupons ; nous dirons même que ce n'est qu'à la condition d'être bien pénétré des principes énoncés ci-dessus, que l'on peut reconnaître et traiter avantageusement l'état nerveux.

La multiplicité des causes qui engendrent l'état nerveux, et les indications curatives que nous présentent chacune d'elles en particulier, nous imposent l'obligation d'établir notre traitement d'après la nature des causes; et, dans ce but, nous exposerons successivement le traitement de l'état nerveux engendré : 1° par une disposition tempéramentale acquise ou originelle;

2° Par l'anémie ou par la chlorose;

3° Par les affections morales.

Etat nerveux par tempérament acquis ou originel. — Il est un fait reconnu, c'est que les effets de la plupart des causes morbides dépendent surtout du tempérament; on voit, en effet, tous les jours certaines causes rester impuissantes sur certaines personnes, tandis qu'elles ont une influence sérieuse sur d'autres.

Un changement de température, un peu plus d'électricité dans l'atmosphère, une émotion, suffisent pour développer chez certaines personnes, bien portantes d'ailleurs, tous les phénomènes de l'état nerveux, tandis que d'autres, soumises aux mêmes influences, sont dans le calme le plus parfait.

La présence d'une cause extérieure n'est pas même nécessaire chez certains tempéraments nerveux bien caractérisés. Ceux-ci portent toujours en eux la cause et l'effet, et toute leur vie est un état nerveux permanent. Cardan raconte lui-même que lorsqu'il se portait bien, il était tourmenté de l'activité la plus malheureuse, mais qu'il se trouvait alors presque incapable de l'attention qu'exigent les travaux de l'esprit; pour jouir de toutes ses facultés morales, il avait besoin d'être malade, ou de fixer cette inquiétude dévorante par des douleurs artificielles.

Nous connaissons un homme de lettres très-distingué qui se trouve dans le même cas. Son activité infatigable ne lui laisse pas un instant de repos, mais il y a cela d'heureux chez lui, que cette activité ne se concentre pas toute entière dans la pensée, le système locomoteur y prend sa part, et l'exercice des membres, en détournant du cerveau une partie de cet excès de vitalité, atténue les conséquences fâcheuses d'une semblable organisation.

Les antispasmodiques, les calmants n'ont évidemment rien à faire ici. L'usage de l'eau d'Alet, secondé par un régime moral et physique bien entendus, peuvent, sinon guérir, améliorer du moins cette disposition quelquefois très-ennuyeuse, et qui ne disparaît qu'à un âge assez avancé.

État nerveux par anémie ou par chlorose. — L'anémie et la chlorose sont les sources les plus puissantes de l'état nerveux. Dans l'anémie, une hémorrhagie traumatique ou spontanée, un traitement trop énergique par les émissions sanguines, enlèvent en peu de temps à l'organisme un aliment, dont la quantité ou la qualité ne sauraient être atteintes sans que tous les organes ne souffrent et sans développer cette expression maladive que l'on appelle état nerveux. L'origine du mal est ici dans les vaisseaux sanguins. Malheureusement, le tube digestif qui, par ses fonctions, est destiné à rendre au sang son caractère physiologique, se ressent le premier des effets de l'anémie et devient à son tour, par sa paresse et son impuissance, une nouvelle cause de trouble et d'état nerveux. C'est en ce moment seulement que la chlorose et l'anémie sont à peu près identiques dans leurs résultats; mais une chose essentielle les distinguera toujours, et exigera pour chacune d'elles un traitement spécial, c'est leur origine; elles sont sœurs, *mais pas du même père.*

Si l'anémie prend naissance dans une perte sanguine qui a dû être réparée immédiatement aux dépens des organes, dans la chlorose, le sang s'altère et s'épuise à sa source; le tube digestif dans lequel de nombreuses radicules viennent puiser les éléments qui doivent reconstituer le sang, élabore des sucs qui n'ont plus la qualité voulue pour remplir cette destination, et après un temps plus ou moins long, le sang de la chlorotique se trouve dans les mêmes conditions que celui d'une personne qui a éprouvé une hémorrhagie abondante. La chlorose est venue peu à peu, elle a commencé ses ravages presque à l'insu de la malade, qui éprouvait cependant une perte insensible tous les jours. Mais, par le fait même de cette lenteur, la vitalité des organes a dû recevoir une atteinte bien plus fâcheuse, et c'est dans cette considération aussi bien que dans l'appréciation du point de départ de la chlorose, qu'il nous semble qu'on doit aller puiser les indications thérapeutiques de chacune de ces maladies. Du reste, ne le voit-on pas tous les jours? on guérit une anémie récente avec des aliments reconstituants; mais, lorsque l'anémie est ancienne, qu'elle a porté une atteinte profonde à la vitalité des organes, surtout à la vitalité des organes de la digestion, les aliments ne suffisent plus, il faut employer les stimulants, le fer, absolument comme dans la chlorose.

Ce que nous avons dit au sujet de l'efficacité de l'eau d'Alet dans le traitement de la chlorose, nous dispense d'y revenir ici, car, pour guérir l'état nerveux, il faut guérir la chlorose. Nous ajouterons que dans l'anémie et la chlorose elle est non-seulement d'un puissant concours pour faciliter la digestion des aliments difficilement supportés, mais qu'à cette vertu, elle joint celle non moins précieuse de calmer la surexcitation nerveuse dont ces maladies sont fatalement accompagnées. Nous ne prétendons pas cependant que, par son emploi, on verra disparaître instantanément les palpitations, les névralgies diverses; la matière médicale possède des agents plus efficaces, mais les substances qu'elle emploie agissent momentanément et ne guérissent pas le mal. Elles sont bonnes à calmer une manifestation trop douloureuse, tandis que l'eau d'Alet, employée journellement, seconde et prolonge leur effet par son action sédative sur le système nerveux, et fait bien plus en allant combattre le mal jusque dans ses racines.

Parmi les causes qui engendrent l'état nerveux de la même manière que la chlorose et l'anémie, et qui exigent par conséquent un traitement à peu près identique, nous mentionnerons toutes les débilités, qu'elles proviennent soit de certaines maladies prolongées, soit des privations, de l'abstinence ou des excès.

Etat nerveux par causes morales. — Depuis longtemps on a dit : « Il n'existe pas de pilules contre le chagrin. » Cette proposition très-peu consolante et qui paraît juste au premier abord, hâtons-nous de le dire, n'est vraie que jusqu'à un certain point. Oui, il n'y a pas de pilules contre le chagrin, si vous cherchez à combattre une peine morale insaisissable par un peu de matière qui ne l'atteindra jamais. Mais le vrai médecin possède contre ces affections des ressources précieuses, et alors que ses conseils, ses paroles consolantes ont échoué, il lui reste encore un puissant moyen, dont ses connaissances intimes sur la nature de l'homme lui permettent de disposer.

Habitués à ne voir bien souvent dans le corps de l'homme malade que des lésions matérielles, dont ils allaient comme malgré eux chercher la cause dans le monde physique, certains médecins ont pu oublier quelquefois que l'esprit qui pense et la matière qui agit exercent l'un sur l'autre une influence réciproque et incessante dont on ne saurait trop tenir compte dans les maladies de l'homme moral comme dans celles de l'homme physique. Non-seulement le praticien puise dans ces relations mutuelles de nombreuses indications thérapeutiques, mais encore c'est sur elles que bien souvent il base l'efficacité de son traitement. Ne voit-on pas tous les jours des exemples quelquefois terribles de l'influence du moral sur le physique et réciproquement? Tantôt c'est un homme dont le travail de la digestion se trouve enrayé ou perturbé par une émotion morale vive, tantôt au contraire, c'est cette même digestion qui absorbe et anéantit toutes les facultés intellectuelles. Tous les jours on voit le désespoir d'une douleur physique ou morale porter les hommes au suicide. La peur, la joie, la colère, le chagrin nous fournissent encore des exemples bien plus nombreux : Sophocle voulant prouver qu'il jouissait encore de toutes ses facultés intellectuelles à un âge avancé, fait une tragédie, est couronné et meurt de joie; Fouquet meurt en apprenant que Louis XIV lui rendait sa liberté; Horace meurt de chagrin d'avoir perdu Mécène ; et, sans avoir recours à l'histoire, n'entend-on pas dire tous les jours : tel est mort, la perte de son père ou de son frère l'a tué, tel autre grand personnage n'a pas pu survivre à sa disgrâce. Il est rare que cette étiologie dictée au peuple par son instinct ne soit pas l'expression de la vérité. Dans toutes ces circonstances, la raison est non-seulement impuissante contre le mal mais il faut l'avouer, elle est, de plus, mauvaise conseillère et l'on s'explique alors pourquoi les philosophes de l'antiquité ont pu demander quelle autre chose les dieux pouvaient donner à l'homme de plus propre que la raison pour le rendre malheureux. Ce que la raison ne peut pas faire, l'organisme le fera.

La matière que les psychologues ont, dans leur langage, rendue coupable de bien des crimes, à titre d'excuse pour la raison humaine probablement, a ses bons et ses mauvais instincts, elle a surtout son utilité morale et sans vouloir la déifier ici, nous lui rendons cette justice.

Rappelons à ce sujet les belles paroles d'Hippocrate :

« Le sang donne de la sagesse, dit-il, surtout quand il possède sa densité normale ; il fait déraisonner quand il est trop dissous. — Le sang est le calmant des nerfs, » a-t-il dit encore. Ces quelques paroles, riches de conséquences utiles seront pour nous le criterium où viendront se justifier nos opinions sur le traitement de l'état nerveux par causes morales.

Dans tous les temps on a constaté l'influence des passions sur la santé de l'homme et aussi celle de la santé sur son esprit, c'est ce qu'on a exprimé en disant : les passions ruinent la santé. la santé donne le bonheur. Mais il nous semble que si, non contents de constater des résultats si manifestes, ceux qui ont écrit ces choses avaient cherché à suivre les fils conducteurs de ces influences dans les principaux appareils de la vie pour se faire une idée précise de leur action, la thérapeutique des affections morales, aurait fait peut-être plus de progrès. Le cadre dans lequel nous nous sommes renfermés en commençant ce travail ne nous permet pas de faire la physiologie des passions, mais il nous paraît indispensable de faire saisir par un exemple que nous chercherons à généraliser le plus possible, comment nous comprenons cette physiologie et par quels moyens nous sommes amenés à traiter d'une manière rationnelle les effets des causes morales.

Supposons un homme affecté depuis longtemps d'une de ces douleurs profondes qui rongent le cœur avec la tenacité fiévreuse du prisonnier qui lime ses fers. Cet homme est seul dans son salon. Vous êtes frappé d'abord de la pâleur de sa figure, ses yeux entourés d'un cercle noirâtre fixent un objet qu'ils ne voient pas, son front est sillonné de rides, ses traits dans une contracture permanente indiquent qu'il est plongé dans une sombre méditation. Vous chercheriez en vain sur le corps de cet homme un mouvement de la vie; on dirait que la matière dans un pieux recueillement veut favoriser par son silence les ténébreuses conceptions de ce cerveau surexcité et ce n'est qu'à de longs intervalles que de profonds soupirs viennent témoigner qu'il est encore de ce monde. Si après l'avoir tiré de sa rêverie, vous lui demandez des nouvelles de sa santé, il vous répondra inévitablement qu'il ne va pas très-bien : il ne dort pas, il n'a pas d'appétit, le peu qu'il mange il le digère difficilement, il a des éblouissements, des faiblesses, en un mot tous les phénomènes de l'état nerveux.

Tel est le portrait à peu près ressemblant d'un homme qui depuis longtemps est sous l'influence d'un violent chagrin. Cherchons à présent à nous rendre compte de chacun des phénomènes qui ont figuré dans notre tableau.

D'où vient d'abord cette pâleur ? Il est facile de remarquer chez beaucoup de personnes, bien portantes d'ailleurs, une certaine pâleur, qu'on pourrait appeler prossionnelle. On la voit principalement chez les hommes qui vivent dans un milieu que les rayons solaires ne viennent jamais vivifier et où l'air se renouvelle difficilement. A bord des bâtiments, il est très-aisé de reconnaître ceux qui, par leurs fonctions, sont retenus d'habitude dans les profondeurs du navire. La cause est ici manifeste, l'hématose est incomplète dans un milieu où le peu d'air respirable est mêlé à des émanations impropres à la respiration. Généralement, ces personnes qui, malgré leur pâleur, jouissent d'une bonne santé, finissent, en continuant ce genre de vie, par être sujettes aux misères de l'état nerveux.

Cette pâleur de l'homme bien portant, tient donc à un vice de l'air, nous disons que celle de l'homme souffrant tient à un vice de la respiration elle-même. L'homme qui souffre aussi bien que celui qui médite sérieusement et longtemps, ceux dont la profession exige une tension d'esprit permanente et habituelle, ceux-là, à moins de certaines dispositions tempéramentales particulières, portent sur leur figure le cachet de l'état habituel de leur cerveau. Nous allons voir pourquoi. Malgré que nous n'ayons nullement conscience des actes de la vie végétative, il est constant que ces actes sont sous la dépendance de l'organe cérébral, c'est de lui qu'ils reçoivent l'influence nerveuse nécessaire à leur action, et quand ils viennent à paresser c'est que celui qui est chargé de leur dispenser la vie concentre en lui-même et pour son action toutes les forces dont il dispose. Comme preuve qu'il en est ainsi, considérez le corps quand il ne vit plus pour la pensée mais pour lui-même, voyez l'homme endormi ; comme ses muscles sont relâchés, comme, surtout, ses inspirations sont larges et profondes, comme la peau est moite et souple, voyez en un mot comme la machine fonctionne largement et régulièrement. C'est qu'alors la matière se dédommage amplement de la contrainte de la journée et qu'elle fait provision de force pour le lendemain ; aussi a-t-on raison de dire que le sommeil est tonique et réparateur. Cette sujetion de l'organisme au bon plaisir du centre nerveux est encore une nouvelle preuve que l'homme vit et se développe pour le cerveau et par le cerveau ; ou bien, selon l'heureuse expression de M. de Bonald : l'homme est une intelligence servie par des organes.

Le poumon, aussi bien que les autres organes, privé par l'action exagérée du cerveau, d'une partie de l'influence nerveuse nécessaire à l'intégrité de ses fonctions, devient paresseux ; les inspirations deviennent moins fréquentes ; aussi, de temps en temps et par un effort suprême, il cherche à réparer les désordres de l'hématose par une de ces longues et profondes inspirations qu'on appelle un soupir et à un plus haut degré un baillement. N'est-ce pas ce qui arrive à l'homme qui pense, qui lit, à celui dont l'esprit est profondément absorbé ? Il est évident qu'il y a des degrés et des différences nombreuses, selon les individus, mais il nous suffit d'avoir constaté ce fait d'insuffisance des mouvements respiratoires, pour avoir une explication de la pâleur observée chez ceux dont le cerveau est le siége d'une surexcitation *concentrative* et longtemps continuée.

Nous en déduirons immédiatement cette indication thérapeutique : Puisque chez ceux qui sont atteints d'affections morales sérieuses, les inspirations diminuent de fréquence et que cette condition exerce une influence fâcheuse dont la pâleur est un signe manifeste, il faut soumettre ces personnes, plusieurs fois dans la journée, à des inspirations fréquentes et répétées ; le bien être qui en résulte est immédiat. Nous sommes persuadé que l'exercice, dont on a reconnu empiriquement l'utilité dans le traitement de ces affections, doit une grande partie de son efficacité au plus grand nombre d'inspirations et d'expirations dont il est la cause déterminante.

Mais l'influence sur l'organisme de ces inspirations raréfiées ne se borne pas là. M. le professeur Piorry a fait, il y a quelques temps, dans les salles de la Charité, des recherches très-intéressantes au sujet de l'influence de la respiration sur l'état du cœur ; voici ce que l'organographisme lui a dévoilé : lorsqu'il ordonnait à un malade de retenir sa respiration pendant quelques secondes, il constatait par le plessimétrisme une augmentation très-sensible dans le volume du cœur; si, au contraire, il lui faisait faire des inspirations fréquentes et répétées, il constatait une diminution très-considérable de cet organe. — Le foie donnait des résultats identiques à ceux du cœur. — Le savant professeur a tiré de ces faits des conclusions pratiques très-utiles; nous nous permettrons d'ajouter qu'ils peuvent donner l'explication étiologique des nombreuses maladies du cœur que l'on rencontre souvent chez les personnes victimes d'affections morales profondes et chroniques.

La respiration n'est pas seule à souffrir. Les autres fonctions soumises comme elle à l'action dominatrice du centre nerveux éprouvent aussi les résultats de cette suractivité d'une partie aux dépens du tout. — Le *consensus* d'Hippocrate est détruit et dès-lors tout est désordre dans l'organisme.

L'estomac, ce *sensorium commune* que l'on peut considérer comme le représentant du cerveau dans le département de la vie végétative, à cause des sympathies nombreuses qu'un état patholgique quelconque développe entre ces deux organes, digère à peu près de la même façon que le poumon respire; les aliments à peine dépouillés de leurs sucs nutritifs deviennent pour l'intestin une cause d'irritation, et nous voyons apparaître alors tous les phénomènes de l'état nerveux par la chlorose et l'anémie. De sorte que ce cerveau qui, secondé par un sang eucrasique, un sang calmant, comme disait Hippocrate, aurait fini par prendre le dessus du mal, se trouve encouragé dans sa mauvaise voie par une disposition fâcheuse du reste de l'organisme. Il arrive alors que, par une succession de causes à effets, le mal moral augmente en proportion du mal physique, et réciproquement. Cependant, ces complications qui, au premier abord, peuvent paraître très-fâcheuses, vont devenir entre les mains du médecin un instrument précieux avec lequel il combattra le mal d'une manière le plus souvent efficace. Si les paroles consolantes, les conseils qui partent du cœur sont devenus impuissants sur la raison du malade, c'est que l'organisme malade lui parle un autre langage ; désormais ce sera par la voix de l'organisme lui-même que le médecin parviendra à se faire écouter.

Personne n'ignore les effets désastreux d'une abstinence prolongée sur l'esprit des personnes, et sans aller si loin, ne sait-on pas qu'un retard de quelques heures dans les repas habituels plonge certains individus dans une noire mélancolie ? Mais l'on sait aussi qu'à peine un simple bouillon est mis dans l'estomac, au malaise, à l'égoïsme, au caractère difficile succèdent bientôt les sentiments expansifs, généreux et un bien-être général. Evidemment, chez un homme souffrant depuis longtemps, les résultats ne sont ni aussi prompts ni aussi faciles à obtenir ; mais il suffit de constater cette heureuse influence du physique sur le moral pour que dans l'occasion on puisse espérer en retirer de nombreux avantages.

Dans le genre d'affections qui nous occupe, une des choses les plus essentielles pour le médecin, consiste à s'attirer d'abord la confiance du malade, confiance d'ami et de confesseur tout à la fois : la connaissance de la cause du mal, quelquefois lointaine et souvent bien déguisée, en sera la conséquence immédiate. On peut alors, par des conseils, par des paroles dictées par l'honneur et l'amour de l'humanité, mettre le malade dans les meilleures conditions morales possibles. Mais généralement l'effet de ce moyen est de courte durée sur son esprit. Il faut exercer sur lui une action plus durable, et ce n'est qu'en mettant à profit l'influence incessante de l'organisme sur le moral qu'on y parviendra.

Par un exercice proportionné aux forces et aux autres circonstances dans lesquelles se trouve le malade, on cherche à rétablir l'équilibre de l'action nerveuse par une distribution égale de ce fluide dans toutes les parties du corps. Les mouvements musculaires remplissent en partie cette prescription. — Mais n'oublions pas qu'une des conséquences les plus salutaires de l'exercice, c'est une respiration large, fréquente, favorable par conséquent à l'hématose qui, dans l'état nerveux, se fait d'une manière incomplète. En dehors de l'exercice, il serait même très-utile de soumettre le malade, plusieurs fois dans la journée, pendant quelques minutes chaque fois, à des inspirations nombreuses, profondes. Il en résulte un sentiment de bien-être qui permet de considérer ce moyen comme un excellent antispasmodique.

Si les phénomènes douloureux dominent, la première indication consiste à les calmer par les agents nombreux dont dispose la matière médicale ; mais tout le monde sait la momentanéité d'action de ces agens et aussi la facilité avec laquelle l'organisation épuise vite leurs vertus médicatrices. Il faut donc se hâter d'attaquer le mal dans ses racines ; ce sera le meilleur moyen de calmer la douleur et de prévenir sa réapparition.

Mais ce qui doit attirer principalement l'attention du médecin, c'est la manière dont se fait la digestion.

D'habitude l'estomac est le premier à se ressentir de l'influence délétère des passions cérébrales sur l'organisation ; nous avons déjà fait ressortir les relations intimes qui existent entre ces deux organes : aussi nous n'y reviendrons pas : mais nous répéterons avec Hippocrate : le sang est le calmant des nerfs. Un sang riche en effet, riche de ses vertus physiologiques, est le meilleur antispasmodique que nous connaissions. Il s'agit donc de l'obtenir ainsi, et ce n'est qu'à la condition que le tube digestif voudra bien y consentir.

Quelquefois il est bon de réveiller la paresse de cet appareil par ce qu'on appelle les toniques analeptiques nevrosthésiques ou les stimulants; mais aussi le plus souvent on sait combien l'emploi de ces moyens est suivi de résultats détestables.

Généralement, dans les affections nerveuses, le tube digestif est d'une susceptibilité telle que les aliments les plus réparateurs inspirent le dégoût ou ne sont pas digérés; à plus forte raison des substances prises en dehors du domaine de l'alimentation seront-elles nuisibles ou pour le moins inefficaces.

Dans ces cas, il n'y a de la ressource que dans le choix des aliments et dans leur diminution : ne devrait-on donner que quelques onces d'aliments solides par jour, ils produiront beaucoup plus d'effet, étant bien digérés, que le repas le plus copieux mal supporté, suivi d'une digestion pénible et laborieuse. C'est ici que l'eau d'Alet trouve sa place, et elle l'occupe, nous osons le dire, en reine bienfaisante.

Prise en boisson aux repas et dans l'intervalle, elle favorise les digestions, stimule l'appétit, permet d'augmenter rapidement la quantité des aliments si nécessaires à la réparation ; elle possède, en un mot, toutes les qualités que nous lui avons reconnues dans les dyspepsies, la chlorose et l'anémie. — Disons seulement que son action sur le système nerveux s'exerce aussi d'une manière directe. Nous ignorons si le phosphate de chaux qu'elle renferme en assez grande abondance peut expliquer une action sédative si manifeste; mais il est certain qu'il a suffi à plusieurs personnes de boire de cette eau pour voir disparaître comme par enchantement certains phénomènes de l'état nerveux.

Lorsque, après quelques jours de l'emploi de cette eau, on sera arrivé à régulariser les fonctions digestives et que, par ce fait, un sang plus riche ira vivifier tous les organes, principalement l'organe cérébral, il en résultera un sentiment de bien-être, de contentement physique qui, exerçant, une heureuse influence sur l'esprit du malade, l'aidera à chasser loin de lui les préoccupations qui l'obsèdent. C'est de cette manière que nous comprenons qu'il existe encore des pilules contre le chagrin.

Ce que nous venons de dire au sujet de l'état nerveux engendré par le chagrin, s'applique également à tout état nerveux survenu sous l'influence de causes morales dépressives, telles que l'amour, l'envie, la jalousie, certaines ambitions. Dans toutes ces circonstances et dans toutes ces affections qui demandent de la part du médecin autre chose que des connaissances positives sur les lésions organiques des tissus, la cause de l'état nerveux prend des déguisements que le malade favorise bien souvent; aussi est-il assez difficile de remonter à l'origine du mal. Pour y arriver facilement, aussi bien que pour traiter ces affections avec un certain succès, il faut à une connaissance approfondie du cœur humain joindre celle des relations intimes qui existent entre le physique et le moral. Il faut savoir aussi que la plupart des phénomènes morbides qui déterminent le malade à venir trouver le médecin ne sont très-souvent que la transformation de maladies antérieures, des évolutions pathologiques qui sont elles-mêmes la conséquence inévitable de ce consensus, de cette influence d'organe à organe, de fonction à fonction, en un mot de cette solidarité qui existe entre toutes les parties de l'organisme et qu'Hippocrate a si bien défini en disant : Tout concourt, tout consent, tout conspire.

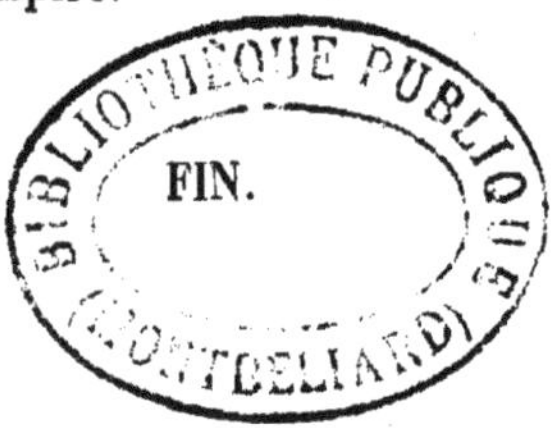

Paris. — Imp. de L. Guérin et Ce, rue du Petit-Carreau, 26.

BAINS D'ALET

Près LIMOUX (Aude).

La source thermale d'Alet a 30° centigrades de chaleur. Elle fournit près de 50,000 litres d'eau par vingt-quatre heures, ce qui permet de donner 250 bains par jour.

L'établissement actuel se compose de deux corps de bâtiments entourés de jardins, ayant des cabinets avec baignoires, et des chambres pour loger une vingtaine de malades. La petite ville d'Alet, qui n'est qu'à une portée de pistolet des bains, offre d'ailleurs toutes ressources pour le logement et la nourriture.

Le vallon d'Alet est très-renommé pour ses fruits, son gibier et ses poissons. On s'y nourrit à peu de frais.

De Paris à Carcassonne,	par l'exprès. . . .	104 fr.	»»
—	par le train direct, 2e cl. .	78	»»
—	par l'omnibus, 3e classe. .	57	50

Le trajet est de 24 heures, ou 28 heures, ou 34 heures.

De Carcassonne à Alet, 2 fr.; 3 ou 4 voitures par jour; trajet en 3 heures.

NOTA. — On peut s'adresser, pour plus amples renseignements, à l'administration de l'Eau d'Alet, 37, rue Neuve-des-Bons-Enfants, à Paris.

Non loin de l'établissement thermal, il existe une source d'eau ferrugineuse très-riche en phosphate ferreux naturel.

DÉPOTS DE L'EAU D'ALET.

A L'ADMINISTRATION CENTRALE DE L'EAU D'ALET,
37, rue Neuve-des-Bons-Enfants ;

A LA COMPAGNIE DES PROPRIÉTAIRES DES SOURCES
MINÉRALES SUIVANTES :

ALET,
BONNES,
BUSSANG,
CONDILLAC,
CRANSAC,
CUSSET,
SAINT-HONORÉ,

RUE DE GRENELLE-SAINT-HONORÉ, 42;
ET DANS LES PRINCIPALES PHARMACIES.

PARIS. — Imp. L. GUÉRIN et Cᵉ, r. du Petit-Carreau, 26.

www.ingramcontent.com/pod-product-compliance
Ingram Content Group UK Ltd.
Pitfield, Milton Keynes, MK11 3LW, UK
UKHW020307220726
13923UKWH00003B/1018

9 782019 312350